高等院校药学类实验系列教材

药剂学实验指导

主　编　顾艳丽　李瑞娟
副主编　吕晓洁　赛　那

U0230673

编　者（按姓氏笔画排序）

王　金（河北北方学院）

吕晓洁（内蒙古医科大学）

刘　佳（内蒙古医科大学）

李　冰（内蒙古医科大学）

李海欧（内蒙古医科大学）

李瑞娟（内蒙古医科大学）

杨　艳（内蒙古医科大学）

何春龙（内蒙古医科大学）

赵　岩（内蒙古医科大学）

胡少男（内蒙古医科大学）

祖　文（内蒙古医科大学）

顾艳丽（内蒙古医科大学）

赛　那（内蒙古医科大学）

科学出版社

北京

内 容 简 介

药剂学实验是药学类专业学生的一门专业必修课，本书共四篇，包括药剂学/中药药剂学实验、生物药剂学与药物动力学实验、药物制剂设备实验，虚拟仿真实验，分别对重要的知识点及基本操作进行讲解，附录对实验中涉及的常用试剂的配制方法以及微粒制剂质量检查项目进行介绍。

本书适用于高等学校药学及中药学各专业实验教学，也可作为药学/中药学研发人员的参考书。

图书在版编目（CIP）数据

药剂学实验指导/顾艳丽，李瑞娟主编 . —北京：科学出版社，2023.11

高等院校药学类实验系列教材

ISBN 978-7-03-076452-2

Ⅰ.①药… Ⅱ.①顾… ②李… Ⅲ.①药剂学–实验–高等学校–教材 Ⅳ.① R94-33

中国国家版本馆 CIP 数据核字（2023）第 184853 号

责任编辑：周　圆/责任校对：宁辉彩
责任印制：霍　兵/封面设计：陈　敬

科学出版社 出版
北京东黄城根北街 16 号
邮政编码：100717
http://www.sciencep.com

石家庄继文印刷有限公司 印刷
科学出版社发行　各地新华书店经销

*

2023 年 11 月第 一 版　开本：720×1000　1/16
2024 年 1 月第二次印刷　印张：9
字数：186 000

定价：39.80 元
（如有印装质量问题，我社负责调换）

前　　言

　　药剂学/中药药剂学是药学类、中药类专业培养方案中规定的必修课程，课程实践性强。通过实验，可以巩固课程理论知识，在培养学生分析问题、解决问题和动手操作能力方面有着重要意义。

　　本书充分贯彻党的二十大报告中关于教育、科技、人才是全面建设社会主义现代化国家的基础性、战略性支撑思想，以《中华人民共和国药典》（2020 年版）为指导，在参编院校历年开设的药剂学实验基础上，将中药药剂学、生物药剂学与药物动力学实验，通过优化、重组，整合为药剂学/中药药剂学实验、生物药剂学与药物动力学实验、药物制剂设备实验、虚拟仿真实验四个模块。实验内容包含药剂学/中药药剂学的常用剂型以及新技术，各种剂型的处方设计方法、制剂工艺以及相关的制剂设备，药物在体内吸收与排泄的药动学参数测定，小容量注射剂的虚拟仿真实验等；附录对实验中涉及的常用试剂的配制方法以及微粒制剂质量检查项目进行介绍。本书将药剂学、中药药剂学、工业药剂学、生物药剂学与药物动力学等学科的实验有机整合，帮助学生掌握药剂学/中药药剂学的规范性基本操作，更好地学习药剂学/中药药剂学的新技术、新制剂，有助于提高学生科学思维水平及解决实际问题的能力。

　　本书每一实验项下设有实验目的，实验原理，实验仪器与设备、材料及试剂，处方及制法，质量检查，注意事项，结果与讨论，思考题。教材内容安排合理，力求兼具实用性、可操作性和启发性，有助于教师灵活组织教学内容。

　　本书系初版，由于编者经验有限，书中难免存在不足之处，敬请读者批评指正。

编　者

2023 年 7 月

目 录

第一篇 药剂学/中药药剂学实验

第二篇 生物药剂学与药物动力学实验

第三篇　药物制剂设备实验

第四篇　虚拟仿真实验

第一篇 药剂学/中药药剂学实验

第一部分 基础性实验

实验一 溶液型液体制剂的制备

【实验目的】

1. 掌握溶液型液体制剂的制备方法。

2. 熟悉液体制剂制备过程中的各项基本操作，常用的溶剂和附加剂。

3. 了解中药芳香水剂、酊剂等的制备及应用。

【实验原理】 溶液型液体制剂（solution），是指药物以分子或离子状态溶解于适当溶剂中制成的液体制剂。溶液型液体制剂是一种均一的真溶液，外观澄明，可供内服或外用。常用的分散介质是水、乙醇、丙二醇、甘油等。溶液型液体制剂分为低分子溶液剂和高分子溶液剂。前者指小分子物质的真溶液，包括溶液剂、芳香水剂、糖浆剂、甘油剂等；后者是高分子物质的真溶液。

溶液剂的制备有两种方法，即溶解法和稀释法。其中溶解法较为常用，一般制备步骤包括称量、溶解、混合、过滤、加分散介质至全量。

高分子溶液剂的制备方法与低分子溶液剂类似，但高分子溶解时首先要经过溶胀过程，将高分子药物分散于溶剂中，溶剂分子渗入高分子结构的空隙中，使其自然膨胀，然后搅拌或加热使高分子药物最终溶解。

在配制溶液剂时，通常先取处方总量 1/2～3/4 的溶剂，加入药物，搅拌使其溶解，过滤并通过滤器补加溶剂至全量。难溶性药物应先加入，易溶性药物、液体药物及挥发性药物后加入；为加速溶解，可先将药物研细，必要时采用搅拌或加热的方式；易氧化的药物溶解时，宜将溶剂加热放冷后再加入药物，同时应加入抗氧剂。应注意，当酊剂与水溶液混合时，加入酊剂速度要慢，并且应边加边搅拌，以防止酊剂中的物质析出。

成品应进行质量检查，项目一般包括外观、色泽、pH、含量等。质量检查合格后选用洁净容器包装，并贴上标签，注明用法与用量。

【实验仪器与设备、材料及试剂】

1. 仪器与设备 烧杯、量筒、具塞锥形瓶、具塞广口瓶、水浴锅、天平、玻璃棒、脱脂棉、漏斗、研钵、吸管、吸耳球、滴定设备、过滤设备等。

2. 材料及试剂 纯化水、碘、碘化钾、乙醇、硫代硫酸钠滴定液（0.1mol/L）、乙酸、伊红钠指示液、硝酸银滴定液（0.1mol/L）、硼砂、碳酸氢钠、液体酚 [含苯酚不少于 88%（g/g），比重为 1.065]、甘油、硫酸亚铁、稀盐酸、单糖浆（蔗糖）、

1

薄荷油、滑石粉、羧甲基纤维素钠、羟苯乙酯（尼泊金乙酯）乙醇溶液（5%）、香精、淀粉指示液等。

【处方及制法】

1. 低分子溶液剂

（1）碘酊

处方：

碘	1g	碘化钾	2g
乙醇	50ml	纯化水	适量
制成	100ml		

制法：

1）取处方量碘化钾于烧杯中，加纯化水适量（为碘化钾量的80%～100%），制成浓溶液，再加入处方量碘及乙醇，搅拌使溶解，再加纯化水适量使成100ml，即得。

2）含量测定

A. 碘含量的测定：精密量取本品10ml，置具塞锥形瓶中，加乙酸1滴，用硫代硫酸钠滴定液（0.1mol/L）滴定至溶液无色，记录消耗硫代硫酸钠滴定液的体积，计算碘的含量。每1ml硫代硫酸钠滴定液（0.1mol/L）相当于12.69mg的碘。

B. 碘化钾含量的测定：取上述滴定后的溶液，加2ml乙酸与0.1ml伊红钠指示液，用硝酸银滴定液（0.1mol/L）滴定，至沉淀由黄色转变为玫瑰红色，将消耗的硝酸银滴定液（0.1mol/L）的体积（ml）减去上述消耗的硫代硫酸钠滴定液（0.1mol/L）的体积（ml），计算碘化钾的含量。每1ml的硝酸银滴定液（0.1mol/L）相当于16.60mg的碘化钾。

（2）复方硼砂含漱液

处方：

硼砂	0.75g	碳酸氢钠	0.75g
液体酚	0.15ml	甘油	1.75ml
纯化水加至	50ml		

制法：

取硼砂溶于约25ml热纯化水中，放冷后加入碳酸氢钠使溶解。另取液体酚加入甘油中搅匀，加入上述溶液中，随加随搅拌，待气泡停止生成后，过滤，自滤器上添加纯化水使成50ml，即得。

（3）硫酸亚铁糖浆剂

处方：

硫酸亚铁	2.0g	稀盐酸	1.5ml
单糖浆	80ml	香精	适量
纯化水加至	100ml		

制法：

1）单糖浆的制备：量取 45ml 纯化水，煮沸，加入 85g 蔗糖，搅拌溶解后，继续加热至 100℃，趁热用脱脂棉过滤，在滤器脱脂棉上继续添加热水滤过，使滤液冷至室温时为 100ml，搅拌均匀，即得单糖浆。

2）硫酸亚铁糖浆剂的制备：量取约 15ml 纯化水，加入处方量的硫酸亚铁、稀盐酸，搅拌使其溶解，然后过滤，滤液中加入 80ml 单糖浆，搅拌均匀，加入 1 滴香精，补加纯化水至 100ml，混匀，即得。

（4）薄荷水

处方：

薄荷油	0.2ml	滑石粉	0.1g
纯化水加至	100ml		

制法：

精密量取 0.2ml 薄荷油在研钵中，加入 0.1g 滑石粉，研匀后，移至具塞的广口瓶中，加入 95ml 纯化水，加盖，用力振摇 15min，静置，滤过至滤液透明，再由滤器加纯化水至 100ml，即得。

2. 高分子溶液剂

羧甲基纤维素钠胶浆剂

处方：

羧甲基纤维素钠	1.25g	甘油	15ml
尼泊金乙酯乙醇溶液（5%）	1.5ml	香精	适量
纯化水	加至 50ml		

制法：

取 1.25g 羧甲基纤维素钠撒布于适量纯化水中，使其自然溶胀，然后稍加热使其完全溶解，再加入 15ml 甘油、1.5ml 尼泊金乙酯乙醇溶液（5%）、1 滴香精，最后加纯化水至 50ml，搅拌均匀，即得。

【质量检查】

1. 性状检查：溶液的颜色，气味。

2. 碘酊含碘（按 I 计）应为 1.80%～2.20%（g/ml），含碘化钾（KI）应为 1.35%～1.65%（g/ml）。

3. 鉴别：取碘酊 1 滴，滴入淀粉指示液 1ml 与水 10ml 的混合液中，即显深蓝色。

4. 复方硼砂含漱液中含苯酚（C_6H_6O）应为 0.25%～0.31%（g/ml）。

【注意事项】

1. 为使碘迅速溶解，宜先将碘化钾用适量纯化水配制成浓溶液，然后再加入碘溶解。

2. 碘具有腐蚀性，勿接触皮肤与黏膜；为保持稳定，碘溶液宜保存在密闭棕色玻璃瓶中，且不得直接与木塞、橡胶塞、金属塞接触。

3. 碘在水中溶解度小（1∶2950），加入碘化钾作助溶剂，可有效提高碘的溶解度，同时使碘稳定不易挥发，并减少其刺激性。

4. 硼砂易溶于热纯化水，但碳酸氢钠在 40℃以上易分解，故先用热纯化水溶解硼砂，放冷后再加入碳酸氢钠。

5. 复方硼砂含漱液含有由硼砂、甘油及碳酸氢钠经化学反应生成的甘油硼酸钠与酚，均具有杀菌作用。

6. 将液体酚先溶于甘油中再加入硼砂与碳酸氢钠的混合溶液中，能使其均匀分布于溶液中，碳酸氢钠使溶液呈碱性，能中和口腔中的酸性物质，故亦具有清洁黏膜的作用，常用水稀释 5 倍后做含漱剂。

7. 复方硼酸钠溶液常用伊红着红色，以示外用，不可内服。

8. 硫酸亚铁在水溶液中很容易氧化，故加入稀盐酸使呈酸性，而蔗糖在酸性溶液中，能转化成果糖和葡萄糖，具有还原性，防止硫酸亚铁的氧化。

9. 薄荷油是从中药薄荷叶中提取出来的挥发油，滑石粉作为分散剂有助于增加挥发油与水的界面吸附，更易形成饱和溶液。薄荷油饱和水溶液的浓度为 0.05%（V/V），处方中过量的薄荷油会被滑石粉吸附除去。

10. 应先将羧甲基纤维素钠分散于适量冷水中使其充分溶胀，然后再加热使其完全溶解。

11. 羧甲基纤维素钠遇阳离子型药物及碱土金属、重金属盐会发生沉淀，故不能使用季铵盐类和汞类防腐剂。

【结果与讨论】

1. 详细叙述实验过程中观察到的现象、遇到的问题及解决方法。

2. 记录制剂质量检查结果（表 1-1-1）。

表 1-1-1　制剂质量检查

制剂	外观	pH	含量
碘酊			
复方硼砂含漱液			
硫酸亚铁糖浆剂			
薄荷水			
羧甲基纤维素钠胶浆剂			

【思考题】

1. 复方碘口服液中碘有刺激性，口服时应如何处理？

2. 复方硼酸钠溶液作为消毒防腐剂，其有效成分是什么？

3. 分析羧甲基纤维素钠胶浆剂制备时要先加入冷水中的原因。

4. 现代制剂技术在中药制剂中有哪些应用？

（刘　佳）

实验二　维生素C注射剂的制备

【实验目的】

1. 掌握注射剂生产的工艺流程及操作要点。

2. 熟悉注射剂质量检查的项目和具体操作方法。

3. 了解易氧化药物制备成注射剂的处方设计要点。

4. 体会制备注射剂实验过程的严格要求，通过了解与注射剂有关的药害事件，深刻理解制药过程中严谨、诚信的重要意义。

【实验原理】

1. 注射剂　注射剂（injection）指原料药物与适宜辅料制成的供注入体内的无菌液体制剂。注射剂可分为注射液、注射用无菌粉末与注射用浓溶液等。

（1）注射液：系指原料药物与适宜的辅料制成的供注入体内的无菌液体制剂，包括溶液型、乳状液型和混悬型等注射液，可用于皮下注射、皮内注射、肌内注射、静脉注射、静脉滴注、鞘内注射、椎管内注射等。其中，供静脉滴注用的大容量注射液（除另有规定外，一般不小于100ml，生物制品一般不小于50ml）也可称为输液。中药注射剂一般不宜制成混悬型。

乳状液型注射液，不得用于椎管内注射。混悬型注射液不得用于静脉注射或椎管内注射。

（2）注射用无菌粉末：系指原料药物或原料药物与适宜辅料制成的供临用前用无菌溶液配制成注射液的无菌粉末或无菌块状物，可用适宜的注射用溶剂配制后注射，也可用静脉输液配制后静脉滴注。以冷冻干燥法制备的注射用无菌粉末，也可称为注射用冻干制剂。注射用无菌粉末配制成注射液后应符合注射剂的要求。

（3）注射用浓溶液：系指原料药物与适宜辅料制成的供临用前稀释后注射的无菌浓溶液。注射用浓溶液稀释后应符合注射剂的要求。

2. 维生素C注射液　维生素C注射液（vitamin C injection）为维生素C的灭菌水溶液，无色至微黄色澄明液体，《中华人民共和国药典》（简称《中国药典》）2020年版规定该注射剂维生素C（$C_6H_8O_6$）含量应为标示量的90%～110%。

（1）维生素C的稳定性：维生素C（vitamin C），又名抗坏血酸，化学名 L（+）-苏阿糖型-2,3,4,5,6-五羟基-2-己烯酸-4-内酯，或3-氧代-L-古罗糖酸呋喃内酯，分子量为176.13，分子结构见图1-2-1。原料药为白色结晶或结晶性粉末，无臭，味酸，久置颜色渐变微黄。本品易溶于水，水溶液呈酸性，略溶于乙醇，不溶于三氯甲烷或乙醚，熔点为190～192℃。

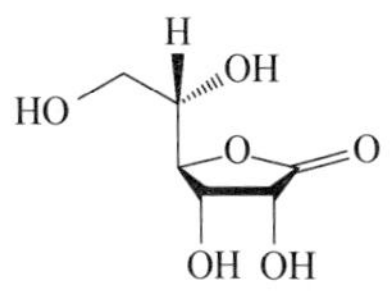

图 1-2-1　维生素C分子结构

大量文献报道，维生素C临床可用于防治坏血病、感冒，抢救克山病、重金属中毒、重度贫血患者等。随着研究不断深入，也发现其有治疗口腔溃疡、过敏性疾病、精神类疾病、色素沉着类疾病，清除自由基，抗肿瘤等功效。

维生素 C 是一种含有 6 个碳原子的酸性多羟基化合物，在干燥状态下较稳定，但在有氧条件下，潮湿状态或溶液中，其分子结构中的烯二醇式结构先被氧化，生成脱氢抗坏血酸，脱氢抗坏血酸可水解为 2,3-二酮古洛糖酸，接着进一步氧化、断裂，生成 L-丁糖酸和草酸，该反应过程可以被氧、光、金属离子等催化。氧化反应式见图 1-2-2。

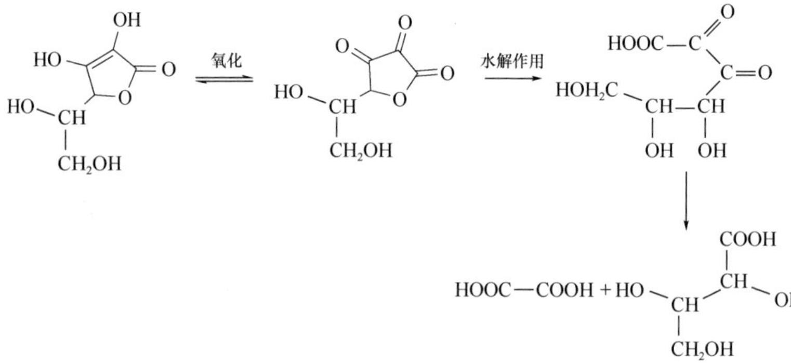

图 1-2-2　维生素 C 在有氧条件下降解

（2）处方设计：根据给药途径和药物的特点，处方设计时应着重考虑以下几个方面。

1）制剂的安全性，不产生有毒代谢产物。

2）制剂的有效性，保证活性成分不损失、不降低。

3）制剂的物理、化学及生物学稳定性，保证制剂在有效期内不变质。

4）工艺的可行性及生产成本。

【实验仪器与设备、材料及试剂】

1. 仪器与设备　烧杯、量筒、天平、滤器、安瓿（2ml）、灌注器、注射器、水浴锅、电热套、pH 计/pH 试纸、熔封仪、灯检仪器等。

2. 材料及试剂　维生素 C、碳酸氢钠（NaHCO₃）、亚硫酸氢钠（NaHSO₃）、乙二胺四乙酸二钠（EDTA-2Na）、亚甲蓝、注射用水、纯化水、二氧化碳钢瓶等。

【处方及制法】

处方：

维生素 C	104g	碳酸氢钠	49g
亚硫酸氢钠	2g	EDTA-2Na	0.05g
注射用水	加至 1000ml		

制法：

（1）准备注射用水。

（2）容器清洗：5ml 以下的安瓿，可采用甩水洗涤法，即将安瓿中灌满符合要求的纯化水，再将水甩出，反复几次，最后一次洗涤使用注射用水，洗净后灭菌烘干备用。若条件具备，可以采用加压气水喷射洗涤法，用符合洁净度要求的水和压缩空气交替喷入倒置的安瓿内进行洗涤，反复多次，灭菌烘干备用。

（3）药液配制：在配制容器中，加配制量 80% 的注射用水，通入二氧化碳驱氧，加维生素 C 溶解。分次缓慢加入碳酸氢钠，搅拌使其完全溶解。加入预先配制好的 EDTA-2Na 溶液和亚硫酸氢钠溶液，搅拌均匀，调节溶液 pH 5.8～6.2，添加用二氧化碳饱和的注射用水至处方全量，用合适滤器滤过。

（4）灌装与封口：将药液灌装于 2ml 安瓿中，药液不沾安瓿瓶壁，溶液中通二氧化碳，并在二氧化碳气流下灌装，随灌随封，熔封后的安瓿顶部应圆滑、无尖头、鼓泡或凹陷。

（5）灭菌与检漏：封好口的安瓿，用 100℃ 沸水煮沸灭菌 15min，灭菌完毕立即将安瓿放入冷的 1% 亚甲蓝溶液中，挑出药液被染色的安瓿，其余安瓿擦干，供质量检查用。

（6）可见异物检查：在符合规定的灯检仪器下进行检查，将结果填入表 1-2-1。

表 1-2-1　维生素 C 注射液可见异物检查结果

检查总支数	观察结果		合格产品支数
	问题及原因	不符合要求的支数	

维生素 C 小容量注射剂制备工艺流程见图 1-2-3。

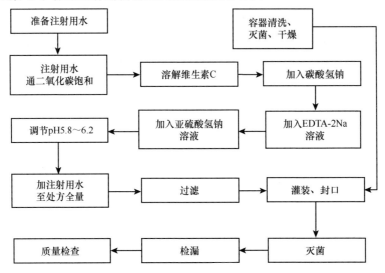

图 1-2-3　维生素 C 小容量注射剂制备工艺流程

【质量检查】　溶液型注射液应澄清；除另有规定外，混悬型注射液中原料药物粒径应控制在 15μm 以下，含 15～20μm 的粒子不超过 10%，若有可见沉淀，振摇后易分散均匀，混悬型注射剂不得用于静脉注射或椎管内注射；乳状液型注射剂不得有相分离现象，不得用于椎管内注射；静脉用乳状液型注射剂中 90% 乳滴粒径应在 1μm 以下，不得有大于 5μm 的乳滴。

注射剂的质量需符合《中国药典》2020 年版四部制剂通则中注射剂项下的共同规定，除另有规定外，注射剂应进行以下相应检查。

1. 装量 注射液及注射用浓溶液照下述方法检查，应符合规定。

检查法：供试品标示装量不大于 2ml 者，取供试品 5 支（瓶）；2ml 以上至 50ml 者，取供试品 3 支（瓶）。开启时注意避免损失，将内容物分别用相应体积的干燥注射器及注射针头抽尽，然后缓慢连续地注入经标化的量入式量筒内（量筒的大小应使待测体积至少占其额定体积的 40%，不排尽针头中的液体），在室温下检视。测定油溶液、乳状液或混悬液时，应先加温（如有必要）摇匀，再用干燥注射器及注射针头抽尽后，同前法操作，放冷（加温时），检视。每支（瓶）的装量均不得少于其标示装量。

生物制品多剂量供试品：取供试品 1 支（瓶），按标示的剂量数和每剂的装量，分别用注射器抽出，按上述步骤测定单次剂量，应不低于标示装量。

标示装量为 50ml 以上的注射液及注射用浓溶液照最低装量检查法（通则 0942）检查，应符合规定。

也可用重量除以相对密度计算装量。准确量取供试品，精密称定，求出每 1ml 供试品的重量（即供试品的相对密度）；精密称定用干燥注射器及注射针头抽出或直接缓慢倾出供试品内容物的重量，再除以供试品相对密度，得出相应的装量。

预装式注射器和弹筒式装置的供试品：除另有规定外，标示装量不大于 2ml 者，取供试品 5 支（瓶）；2ml 以上至 50ml 者，取供试品 3 支（瓶）。供试品与所配注射器、针头或活塞装配后将供试品缓慢连续注入容器（不排尽针头中的液体），按单剂量供试品要求进行装量检查，应不低于标示装量。

2. 装量差异 除另有规定外，注射用无菌粉末照下述方法检查，应符合规定。

检查法：取供试品 5 瓶（支），除去标签、铝盖，容器外壁用乙醇擦净，干燥，开启时注意避免玻璃屑等异物落入容器中，分别迅速精密称定；容器为玻璃瓶的注射用无菌粉末，首先小心开启内塞，使容器内外气压平衡，盖紧后精密称定。然后倾出内容物，容器用水或乙醇洗净，在适宜条件下干燥后，再分别精密称定每一容器的重量，求出每瓶（支）的装量与平均装量。每瓶（支）装量与平均装量相比较（如有标示装量，则与标示装量相比较），应符合表 1-2-2 所列规定，如有 1 瓶（支）不符合规定，应另取 10 瓶（支）复试，应符合规定（表 1-2-2）。

表 1-2-2 标示装量或平均装量与装量差异限度要求

标示装量或平均装量	装量差异限度
0.05g 及 0.05g 以下	±15%
0.05g 以上至 0.15g	±10%
0.15g 以上至 0.50g	±7%
0.50g 以上	±5%

供试品标示装量不大于 2ml 者，取供试品 5 支，小心开启，避免损失，将内容物用相应体积的干燥注射器抽尽，缓慢连续注入经标化的量筒，不排尽针头中液体，室温下检视，每支的装量均不得少于其标示量。

也可用重量除以相对密度计算装量，准确量取供试品，精密称定，求出每 1ml 供试品重量（即供试品的相对密度）；精密称定用干燥注射器抽出或直接缓慢倾出供试品内容物重量，再除以相对密度，得到相应装量。

凡规定检查含量均匀度的注射用无菌粉末，一般不再进行装量差异检查。

3. 渗透压摩尔浓度 除另有规定外，静脉输液及椎管内注射用注射液按各品种项下的规定，照渗透压摩尔浓度测定法（通则 0632）测定，应符合规定。

4. 可见异物 除另有规定外，照可见异物检查法（通则 0904）检查，应符合规定。

按要求取规定量供试品，除去容器标签，擦净容器外壁，将供试品置遮光板边缘处，在明视距离（供试品至人眼的清晰观测距离，通常为 25cm），手持容器颈部，轻轻旋转和翻转容器（避免产生气泡），使可能存在的可见异物悬浮，分别在黑色和白色背景下目视检查，重复观察，总检查时限为 20s。

5. 不溶性微粒 除另有规定外，用于静脉注射、静脉滴注、鞘内注射、椎管内注射的溶液型注射液、注射用无菌粉末及注射用浓溶液照不溶性微粒检查法（通则 0903）检查，均应符合规定。

6. 中药注射剂有关物质 按各品种项下规定，照注射剂有关物质检查法（通则 2400）检查，应符合有关规定。

7. 重金属及有害元素残留量 除另有规定外，中药注射剂照铅、镉、砷、汞、铜测定法（通则 2321）测定，按各品种项下每日最大使用量计算，铅不得超过 12μg，镉不得超过 3μg，砷不得超过 6μg，汞不得超过 2μg，铜不得超过 150μg。

8. 无菌 照无菌检查法（通则 1101）检查，应符合规定。

9. 细菌内毒素或热原 除另有规定外，静脉用注射剂按各品种项下的规定，照细菌内毒素检查法（通则 1143）或热原检查法（通则 1142）检查，应符合规定。

【注意事项】

1. 选择容积合适、质量过关的安瓿，根据具体情况进行容器和配制器具的洗涤、消毒。洗净的容器应立即烘干，备用。对于质量好的安瓿，可以直接洗涤，质量较差的需要先做蒸瓶处理再洗涤，即先向安瓿内灌入纯化水，经 100℃ 蒸煮，甩水后在控制区进行洗涤。

2. 配液用所有容器应避免细菌、热原的污染，原辅料均应符合规定，根据原辅料纯度选择浓配法或稀配法。

3. 制备过程中各个环节尽量减少药物与水和空气中氧的接触。一般采取将水煮沸、通惰性气体等方法，二氧化碳多用于驱除水中氧，但要注意二氧化碳使水溶液变酸对于药物的影响；氮气可以用来驱除容器中的氧。

4. 灌封时药液不接触安瓿颈口，以免封口时炭化。手工熔封时，火焰应调节至细而呈蓝色，待安瓿颈烧红后用镊子斜向上夹去顶部，并在火焰中断丝。

5. 本品的稳定性和灭菌温度有关。实验证明，用 100℃流通蒸汽 30min 灭菌含量减少 3%，而 100℃流通蒸汽 15min 灭菌含量减少 2%，故本实验选择 100℃流通蒸汽灭菌 15min 为宜。但目前认为流通蒸汽灭菌 15min 或 30min 均难以杀灭芽孢，不能保证灭菌效果，因此操作过程应在无菌条件下进行，或先进行除菌过滤，严防污染。

【结果与讨论】

1. 详细叙述实验过程中观察到的现象、遇到的问题及解决方法。

2. 记录可见异物检查结果。

【思考题】

1. 注射剂制备过程中的污染途径有哪些？生产中该如何避免？

2. 根据实验结果，讨论易氧化药物的注射液处方设计要点。

3. 如何根据药物性质选择合适抗氧剂？

4. 针对中药注射剂出现的一些质量问题或不良反应现象，我们该如何认识？如何避免？

（吕晓洁）

实验三　散剂、颗粒剂、硬胶囊剂的制备

散剂的制备

【实验目的】

1. 掌握散剂的一般制备方法及操作要点。

2. 掌握"等量递增法""打底套色法"及其适用范围。

3. 掌握散剂的常规质量检查方法。

【实验原理】　散剂（powder）系指药物与适宜的辅料经粉碎、筛分、均匀混合制成的干燥粉末状制剂，可供内服和外用。其制备工艺的一般流程：粉碎→筛分→混合→分剂量→质量检查→包装。散剂中的药物和辅料均应粉碎，并根据散剂类型规定原辅料的粉碎细度。

混合是散剂制备的关键步骤。①当制备含剧毒药、贵重药、小剂量药物的散剂，或处方中原辅料比例相差悬殊时，一般采用"等量递增法"（配研法）混合。遵循药物与辅料粉末等比、等量容易混合均匀的原则，将用量小的药物与等量的辅料混合，均匀后再加入与混合物等量的辅料混合，如此倍量增加，直至完全混合均匀。②当原辅料色泽相差明显，一般采用"打底套色法"（套色法）混合。该法一般先将量少、色深的组分放入已饱和表面能的研钵内，再将量多、色浅的组分逐渐分次加入研钵中混合均匀。③当原辅料密度相差较大时，一般将低密度组

分先放入研钵内，再加高密度组分进行混合。④若含低共熔成分，一般应先使之共熔，再用其他成分吸收后混合。

【实验仪器与设备、材料及试剂】

1. 仪器与设备　天平、研钵、标准药筛等。

2. 材料及试剂　樟脑、薄荷脑、氧化锌、滑石粉、硫酸阿托品、乳糖、胭脂红乳糖等。

【处方及制法】

1. 硫酸阿托品倍散

处方：

硫酸阿托品	0.5g	乳糖	13.0g
胭脂红乳糖（1.0%）	0.5g		

制法：

（1）取少许乳糖饱和研钵表面能，将处方量硫酸阿托品与胭脂红乳糖在研钵中研匀，再加入乳糖4.0g，继续研匀成十倍散。

（2）取上述十倍散1.0g，加入乳糖9.0g，在研钵中研匀成百倍散。

（3）采用重量法将上述百倍散分剂量，每份0.1g（相当于硫酸阿托品0.001g），分别包装。

2. 痱子粉

处方：

樟脑	0.2g	薄荷脑	0.2g
氧化锌	20.0g	滑石粉	20.0g

制法：

（1）取处方量氧化锌、滑石粉混合均匀，过七号筛得"混合粉"，备用。

（2）取处方量樟脑、薄荷脑置研钵中研磨，至形成低共熔混合物；加入适量上述"混合粉"研磨以吸收低共熔混合物，再按"等量递增法"将剩余"混合粉"加入研匀，过七号筛，即得。

【质量检查】　按照《中国药典》2020年版四部通则0115散剂项下检查成品外观均匀度。取供试品适量，置光滑纸上，平铺约5cm^2，将其表面压平，在明亮处观察，应色泽均匀，无花纹与色斑。

【注意事项】

（1）因硫酸阿托品有毒、用量少，制备时需用乳糖先饱和研钵的表面能，防止吸附，避免影响药物剂量的准确性。

（2）分剂量采用重量法，以保证剂量准确。《中国药典》2020年版第四部要求含剧毒药的口服散剂应单剂量包装。

（3）制备时应先将樟脑、薄荷脑混合形成低共熔混合物，再用处方中其他固体组分吸收后混匀。

【结果与讨论】 分别将硫酸阿托品倍散和痱子粉外观均匀度检查结果记录于表 1-3-1 中。

表 1-3-1　散剂外观均匀度检查结果

制剂	外观均匀度
硫酸阿托品倍散	
痱子粉	

【思考题】

1. 何为"倍散",其适用范围是什么?制备"倍散"时应采用怎样的混合方法?该混合方法的原则是什么?

2. 散剂常用的分剂量方法包括哪些?其适用范围分别是什么?

3. 硫酸阿托品倍散中,胭脂红乳糖所起的作用是什么?

4. 何为"低共熔体系"?常见的"低共熔体系"有哪些?制备含"低共熔体系"的散剂时应注意哪些问题?

颗粒剂的制备

【实验目的】

1. 掌握颗粒剂的制备工艺流程。

2. 掌握湿法制颗粒操作注意事项。

3. 熟悉颗粒剂的质量要求及相关检查方法。

【实验原理】 颗粒剂(granule)系指原料药物与适宜的辅料混合制成具有一定粒度的干燥颗粒状制剂,规定的粒度是不能通过一号筛与能通过五号筛的总和不得超过 15%。

颗粒剂制粒方法一般包括湿法制粒和干法制粒,其中一般湿法制粒的工艺流程见图 1-3-1。

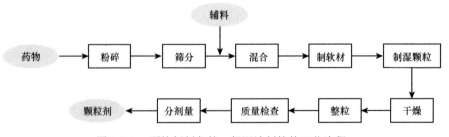

图 1-3-1　颗粒剂制备的一般湿法制粒的工艺流程

制软材系指药物与适宜的辅料混匀后,加入润湿剂或黏合剂,捏合至"手握成团,轻压即散"。工业生产制软材可采用各类混合机进行操作。在软材制备过程中选择适宜的润湿剂/黏合剂及适宜的用量至关重要:软材黏性过大时,制粒时软材被挤压成条状，并重新黏合在一起；软材黏性过小时，挤压不能制成完整的颗粒，而呈粉粒状。

湿颗粒制成后应及时干燥，久置易结块。常采用常压干燥（烘箱）、真空干燥、沸腾干燥（流化床）等方法。常压干燥时温度应逐渐上升，最终控制在 60～80℃，以防"假干燥"现象。

【实验仪器与设备、材料及试剂】

1. 仪器与设备　天平、研钵、标准药筛、烘箱、烧杯等。

2. 材料及试剂　维生素 C、诃子提取物、淀粉、可溶性淀粉、糊精、蔗糖、酒石酸、50% 乙醇溶液、60% 乙醇溶液等。

【处方及制法】

1. 维生素 C 颗粒

处方：

维生素 C	10.0g	淀粉	15.0g
蔗糖	5.0g	酒石酸	0.3g
50% 乙醇溶液	适量	制成	30.0g

制法：

（1）取维生素 C、淀粉、蔗糖分别粉碎，过 100 目筛，备用。

（2）称取处方量维生素 C、淀粉、蔗糖于研钵中，研磨混匀。

（3）将酒石酸溶于 50% 乙醇溶液中，少量多次加入上述混合粉中捏合，至软材"手握成团，轻压即散"。

（4）用 16 目标准药筛挤压制湿颗粒，60℃左右干燥，近干时可升温至 70℃加速干燥，用 14 目标准药筛整粒，即得。

（5）称重制备的干颗粒，计算颗粒得率。

$$颗粒得率 = \frac{颗粒实际量(g)}{原辅料投入量(g)} \times 100\%$$

2. 中药颗粒剂

处方：

诃子提取物	2.0g	可溶性淀粉	7.0g
糊精	3.0g	60% 乙醇溶液	适量

制法：

（1）取诃子提取物、可溶性淀粉、糊精分别粉碎，过 100 目筛，备用。

（2）称取处方量诃子提取物、可溶性淀粉、糊精于研钵中，研磨混匀。

（3）将 60% 乙醇溶液少量多次加入上述混合粉中捏合，至软材"手握成团，轻压即散"。

（4）用 16 目标准药筛挤压制湿颗粒，60℃左右干燥，近干时可升温至 70℃加速干燥，14 目标准药筛整粒，即得。

（5）称重制备的干颗粒，计算颗粒得率。

【质量检查】 按照《中国药典》2020 年版四部通则 0104 颗粒剂项下检查成品外观性状、溶化性和粒度。

1. 外观性状 观察并描述成品性状，颗粒应干燥、均匀、色泽一致，无吸潮、软化、结块等现象。

2. 溶化性 取维生素 C 颗粒剂 10g，加热水 200ml，搅拌 5min，立即观察，应全部溶化或轻微浑浊，并不得有焦屑等异物。

3. 粒度 按照《中国药典》2020 年版四部通则 0982 第二法（筛分法）测定，不能通过一号筛与能通过五号筛的质量总和不得超过 15%。

【注意事项】

1. 制软材时润湿剂应少量多次加入粉末中捏合，至软材"手握成团，轻压即散"，可用喷壶喷入润湿剂，喷入时分散面积要大。

2. 应注意制湿颗粒和整粒所用标准药筛的孔径关系。

3. 制软材时应迅速挤压制粒，以免乙醇挥发致软材过黏。

【结果与讨论】

1. 分别计算维生素 C 颗粒和中药颗粒的得率，结果记录于表 1-3-2 中。

2. 分别将维生素 C 颗粒和中药颗粒成品的外观性状、溶化性、粒度检查结果记录于表 1-3-2 中。

表 1-3-2　颗粒得率及质量检查结果

制剂	颗粒得率	外观性状	溶化性	粒度
维生素 C 颗粒				
中药颗粒				

【思考题】

1. "制软材"时如何选择合适的润湿剂或黏合剂？

2. 整粒的目的是什么？整粒所用筛网孔径较制湿颗粒有什么区别？为什么？

3. 什么是"假干燥"现象？造成"假干燥"现象的原因是什么？

4. 若颗粒剂处方中含有挥发性成分，应如何处理？

硬胶囊剂的制备

【实验目的】

1. 掌握硬胶囊剂制备的一般工艺流程。

2. 掌握使用胶囊填充板手工填充硬胶囊的方法。

3. 掌握硬胶囊剂的质量要求及相关检查方法。

【实验原理】 硬胶囊剂（hard capsule）系指原料药物或原料药物与适宜的辅料填充于空心胶囊中制成的固体制剂，主要供口服。

硬胶囊剂制备的一般工艺流程见图 1-3-2。

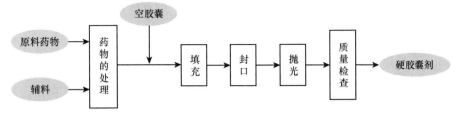

图 1-3-2 硬胶囊剂制备的一般工艺流程

其中，药物的填充形式包括粉末、颗粒、小片、微丸等，填充方法包括手工填充和机械填充。硬胶囊剂制备的关键在于药物的填充，以保证剂量准确。而药物的流动性是影响填充均匀性的主要因素，针对流动性差的药物，可加入适宜的辅料或制备颗粒以增加流动性。本实验采用湿法制粒，加入润湿剂/黏合剂将药物粉末制成颗粒后，采用手工填充方式将药物颗粒装入硬胶囊中即得。

【实验仪器与设备、材料及试剂】

1. 仪器与设备 天平、研钵、标准药筛、胶囊填充板、烘箱、崩解仪等。

2. 材料及试剂 布洛芬、诃子提取物、1# 空胶囊、淀粉、10% 淀粉浆、可溶性淀粉、糊精、蔗糖、60% 乙醇溶液等。

【处方及制法】

1. 布洛芬胶囊

处方：

布洛芬	10.0g	淀粉	17.5g
糊精	2.5g	蔗糖	2.5g
10% 淀粉浆	适量		

制法：

（1）取布洛芬、淀粉、糊精、蔗糖分别粉碎，过 100 目标准药筛，备用。

（2）称取处方量布洛芬、淀粉、糊精、蔗糖于研钵中，研磨混匀。

（3）将 10% 淀粉浆加入上述混合粉中捏合，至软材"手握成团，轻压即散"。

（4）用 16 目标准药筛挤压制湿颗粒，60℃左右干燥，近干时可升温至 70℃加速干燥，用 14 目标准药筛整粒，即得。

（5）采用有机玻璃制成的胶囊填充板。板分为上下两层，上层有数百孔洞。先将囊帽、囊体分开，囊体插入胶囊填充板孔洞中，调节上下层距离，使囊口与板面相平。将颗粒铺于板面，轻轻振动胶囊填充板，使颗粒填充均匀。填满每个胶囊后，将板面多余颗粒扫除，顶起囊体，套合囊帽，取出胶囊，即得。

2. 中药胶囊

处方：

同中药颗粒剂。

制法：

按照"中药颗粒剂"制备工艺制备颗粒后，采用有机玻璃胶囊填充板同"布洛芬胶囊制法（5）"填充胶囊。

【质量检查】　按照《中国药典》2020 年版四部通则 0103 胶囊剂项下检查。

1. 外观　表面光滑、整洁、不得黏结、变形或破裂，无异臭。

2. 装量差异检查　取布洛芬胶囊 20 粒（中药胶囊取 10 粒），分别精密称定重量，倾出内容物（不得损失囊壳），囊壳用小刷或其他适宜的用具拭净；再分别精密称定囊壳重量，求出每粒内容物的装量与平均装量。每粒装量与平均装量相比较，超出装量差异限度的不得多于 2 粒，并不得有 1 粒超出限度 1 倍。胶囊剂装量差异限度要求如表 1-3-3 所示。

表 1-3-3　胶囊剂装量差异限度

平均装量或标示装量	装量差异限度
0.30g 以下	±10%
0.30g 及 0.30g 以上	±7.5%（中药 ±10%）

3. 崩解时限　按照《中国药典》2020 年版四部通则 0921 崩解时限检查法检查。取布洛芬胶囊 6 粒进行检查，各粒均应在 30min 以内全部崩解并通过筛网（囊壳碎片除外），如有 1 粒不能全部通过，应另取 6 粒复试。

【结果与讨论】　将布洛芬胶囊、中药胶囊成品外观性状、装量差异和崩解时限检查结果记录于表 1-3-4 中。

表 1-3-4　胶囊剂质量检查结果

制剂	外观性状	装量差异	崩解时限
布洛芬胶囊			
中药胶囊			

【思考题】

1. 硬胶囊剂有哪些特点？哪些药物不适宜制备成为硬胶囊剂？
2. 填充硬胶囊剂时应注意哪些问题？

（胡少男）

实验四　片剂的制备与包衣

【实验目的】

1. 通过吲哚美辛片的制备，掌握湿法制粒压片的制备工艺。
2. 掌握单冲压片机的使用方法及片剂质量的检查办法。

3. 通过对吲哚美辛片进行包衣，掌握片剂包衣工艺的方法流程。

4. 掌握包衣机的使用方法及片剂包衣工艺的质量检查。

5. 锻炼学生的自主实验技能，提高协作创新能力。

【实验原理】 片剂（tablet）是医疗中应用最广泛的剂型之一，具有剂量准确、质量稳定、服用方便、成本低等优点。中药片剂是由药物细粉或提取物与适宜的赋形剂混合，经加工压制成圆形或其他形状的片状分剂量的制剂。由于具有剂量准确、质量稳定、服用方便、成本低廉等特点，其生产和应用得到了迅速发展。

制片的方法有制颗粒压片、结晶直接压片和粉末直接压片等。制颗粒的方法又分为干法和湿法。现将常用的湿法制粒压片的工艺流程介绍如下（图 1-4-1）。

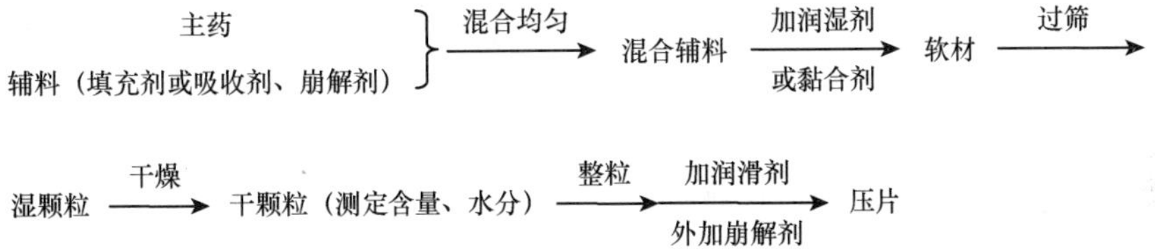

图 1-4-1 湿法制粒压片的工艺流程

整个流程中各工序都直接影响片剂的质量。特别是主药为难溶性药物时，必须有足够的细度，以保证与辅料混合均匀及溶出度符合要求。主药与辅料是否充分混合均匀与操作方法也有关系。若药物量小，与辅料量相差悬殊时，用配研法混合，一般可混合得较均匀，但其含量波动仍然较大，而用溶剂分散法，即将量小的药物先溶于适宜的溶剂中，再与其他成分混合，往往可以混合得很均匀，含量波动很小。

颗粒的制造是制片的关键。湿法制粒压片，首先必须根据主药的性质选好黏合剂或润湿剂，制软材时要控制黏合剂或润湿剂的用量。颗粒大小根据片剂大小由筛网孔径来控制，一般大片（0.3～0.5g）选用 14～16 目筛制粒，小片（0.3g 以下）选用 18～20 目筛制粒。已制备好的湿粒应尽快通风干燥，温度控制在 60℃。注意颗粒不要铺得太厚，以免干燥时间过长，药物被破坏。干燥后的颗粒常黏结成团，需再进行过筛整粒。整粒筛目孔径与制粒时相同或略小。整粒后加入润滑剂混合均匀，计算片重后压片。主要以测定颗粒的药物含量计算片重。

$$片重 = \frac{每片应含主药量}{干颗粒中主药百分含量测得值}$$

片剂在储存过程中存在着吸湿性强、易裂片、产生色斑霉变等各种问题，为了提高质量，稳定药物效果，采取合理的包衣工艺可以有效解决上述质量问题，提高稳定性，还可以减少环境污染，更符合药品生产质量管理规范（GMP）的生产环境要求。

糖衣和薄膜衣是片剂生产的常见包衣类型。薄膜衣可以分为胃溶型、肠溶型和水不溶型三种类型。糖衣工艺过程包括包隔离层、包粉衣层、包糖衣层、包有色糖衣层和打光；薄膜衣工艺过程包括包衣液的配制和包衣机的使用，包衣液包括包衣粉和溶剂，其中包衣粉由成膜剂、增塑剂和着色剂三者组成，分别起到成膜、改善膜的机械性能和遮盖美观的作用。

整个流程中各工序都直接影响包衣的质量。片芯和包衣辅料必须符合规格要求，特别是片芯具有难附着、易挥发和易裂片等性质时，必须选用合适的包衣辅料，以保证包衣后的片剂符合外观、稳定性和溶出度等要求。包衣质量与包衣机操作方法也有关，应根据原片剂和包衣液性质特点进行操作，合理调整包衣机功能参数。

在包衣滚筒回转作用下，片芯在滚筒内连续运动。蠕动泵将包衣介质输送到喷枪使其喷覆在片芯表面，在负压条件下，进风空气处理单元按设定的程序和工艺参数向片床内供给洁净的热风，对片芯进行干燥；热风通过片芯层底部经排风空气处理单元排出，使喷覆在片芯表面的包衣介质快速形成坚固、细密、完整、平滑的表面薄膜，完成包衣。

【实验仪器与设备、材料及试剂】

1. 仪器与设备　旋转式压片机、崩解时限仪、片剂四用测定仪、脆碎度测定仪、高效包衣机、蠕动泵、天平、水浴锅、干燥箱、粉碎机、过滤装置、吹风机、20目标准药筛、14目标准药筛、16目标准药筛、烧杯、玻璃棒等。

2. 材料及试剂　吲哚美辛、乳糖、羧甲基淀粉钠、硬脂酸镁、50%乙醇溶液、大黄、盐酸小檗碱（黄连素）、黄芩、盐酸、60%乙醇溶液、80%~85%乙醇溶液、卡乐康包衣粉、三七、10%淀粉浆、硬脂酸镁、薄膜包衣粉、纯化水等。

【处方及制法】

1. 吲哚美辛片的制备

（1）吲哚美辛片片芯的制备

处方：

吲哚美辛	2.5g	乳糖	5.3g
羧甲基淀粉钠	0.15g	硬脂酸镁	0.05g
50%乙醇溶液	适量	制成	100片

制法：

将吲哚美辛、乳糖、羧甲基淀粉钠按配研法混合均匀，以50%乙醇溶液适量作润湿剂制成软材，过20目标准药筛制粒，60~80℃干燥，整粒，加硬脂酸镁混匀，以Φ5.5mm冲模压片。

（2）吲哚美辛薄膜包衣片的制备

处方：

吲哚美辛片片芯	8g（约100片）	薄膜包衣粉	0.4g
50%乙醇溶液	适量		

制法：

取薄膜包衣粉0.4g置于烧杯中，取适量50%乙醇溶液溶解，静置待用，将

8g 吲哚美辛片片芯装入高效包衣机滚筒中，调节高效包衣机参数，选择 3kW 功率，物料温度为（40±5）℃，进风温度为（80±5）℃，主机转速为 5～8r/min，风机转速为 15～20r/min，蠕动泵手动调节为 8～12r/min，顶针压力为 0.4MPa，雾化压力为 0.3～0.5MPa，待所有参数稳定后，打开雾化气源，开启蠕动泵，开启视灯，通过机器外窗可观察片芯的包衣状态，实时调整参数，待喷雾结束 3min 后关闭风机，随后关闭其他模块，关闭电源后，打开机门取出包衣片剂，即得。

2. 三黄片的制备

（1）三黄片片芯的制备

处方：

大黄	30g	盐酸小檗碱	0.5g
黄芩	30g		

制法：

黄芩加纯化水于 60～80℃，温浸 3 次，第一次 2h，第二、三次各 1h，合并浸液，滤过，用盐酸调节 pH 1～2。静置，使黄芩苷充分析出，滤过，沉淀物用水洗至中性，低温干燥，得黄芩提取物。另取大黄 20g，粉碎成细粉，过筛，剩余大黄粉碎成粗粉，照流膏和浸膏剂项下渗滤法，用 60% 乙醇溶液作溶剂，浸渍 24h 后，以每分钟 1ml 的速度缓慢渗滤，待有效成分完全滤出，收集滤液，回收乙醇，浓缩成浸膏，加入盐酸小檗碱及上述大黄细粉、黄芩提取物，混匀，干燥，用 80%～85% 乙醇溶液制成软材，由 14 目标准药筛制粒，于 60℃干燥，干燥后颗粒用 16 目标准药筛整粒，加 1% 硬脂酸镁，压片即得。

（2）三黄薄膜包衣片的制备

处方：

三黄片片芯	15g（约 100 片）	薄膜包衣粉	1g
50% 乙醇溶液	适量		

制法：

取薄膜包衣粉 1g 置于烧杯中，取适量 50% 乙醇溶液溶解，静置待用，将 15g 三黄片片芯装入高效包衣机滚筒中，调节高效包衣机参数，选择 4kW 功率，物料温度为（40±5）℃，进风温度（85±5）℃，主机转速为 6～9r/min，风机转速为 18～22r/min，蠕动泵手动调节为 6～10r/min，顶针压力为 0.4MPa，雾化压力为 0.3～0.5MPa，待所有参数稳定后，打开雾化气源，开启蠕动泵，开启视灯，通过机器外窗可观察片芯的包衣状态，实时调整参数，待喷雾结束 3min 后关闭风机，随后关闭其他模块，关闭电源后，打开机门取出包衣片剂，即得。

3. 三七片的制备

（1）三七片片芯的制备

处方：

三七	30g	10% 淀粉浆	适量

| 硬脂酸镁 | 适量 | 制成 | 100 片 |

制法:

将三七粉碎成细粉,称取 30g 加适量的 10% 淀粉浆制成软材,过 14 目标准药筛,制成颗粒,干燥,整粒,加适量硬脂酸镁压片。

（2）三七薄膜包衣片的制备

处方:

| 三七片片芯 | 15g（约 100 片） | 卡乐康包衣粉 | 1g |
| 50% 乙醇溶液 | 适量 | | |

制法:

取薄膜包衣粉 1g 置于烧杯中,取适量 50% 乙醇溶液溶解,静置待用,将 15g 三七片片芯装入高效包衣机滚筒中,调节高效包衣机参数,选择 4kW 功率,物料温度为（40±5）℃,进风温度（85±5）℃,主机转速为 6~9r/min,风机转速为 18~22r/min,蠕动泵手动调节为 6~10r/min,顶针压力为 0.4MPa,雾化压力为 0.3~0.5MPa,待所有参数稳定后,打开雾化气源,开启蠕动泵,开启视灯,通过机器外窗可观察片芯的包衣状态,实时调整参数,待喷雾结束 3min 后关闭风机,随后关闭其他模块,关闭电源后,打开机门取出包衣片剂,即得。

【质量检查】 按照《中国药典》2020 年版四部通则,需要进行片重差异、崩解度、硬度和脆碎度试验。

（1）片重差异:片芯在 0.3g 以下的药片的重量差异限度≤±7.5%;0.3g 或 0.3g 以上者≤±5%。超出重量差异限度的药片不得多于 2 片,并不得有 1 片超过限度的 1 倍。

$$片重差异(\pm\%) = \frac{单片重 - 平均片重}{平均片重} \times 100\%$$

（2）包衣片的增重

$$包衣增重(\pm\%) = \frac{平均包衣片重 - 平均片芯重量}{平均片芯重量} \times 100\%$$

（3）崩解时限:取药片 6 片,分别置于崩解时限仪吊篮的玻璃管中,每管各加 1 片,吊篮浸入盛有（37±1）℃水的 1000ml 烧杯中,开启后,吊篮按一定的频率和幅度往复运动（每分钟 30~32 次）,从片剂置于玻璃管时开始计时,至片剂全部崩解成碎片并全部通过管底筛网止,该时间即为该片剂的崩解时间,应符合规定的崩解时限。如有 1 片崩解不全,应另取 6 片复试,均应符合规定。

（4）硬度试验:应用片剂四用测定仪进行测定。将药片垂直固定在两横杆之间,其中的活动横杆借助弹簧沿水平方向对片剂径向加压,当片剂破碎时,活动横杆的弹簧停止加压。仪器刻度标尺上所指示的压力即为硬度。测 3~6 片,取平均值。

（5）脆碎试验:片重为 0.65g 或以下者取若干片,使其总重约为 6.5g;片重大于 0.65g 者取 10 片。用吹风机吹去片剂脱落的粉末,精密称重,置脆碎度测定仪圆筒中，转动 100 次。取出，同法除去粉末，精密称重，减失重量不得超过 1%，且不得检出断裂、龟裂及粉碎的片。如减失重量超过 1% 时，应复测 2 次，3 次的平均减失重量不得过 1%，并不得检出断裂、龟裂及粉碎的片。

【结果与讨论】

请将实验结果记录在表 1-4-1 中，并讨论。

表 1-4-1　吲哚美辛片质量检查结果

	平均片重（g）	片重差异（%）	包衣增重（%）	崩解时限（min）	硬度（kg）	脆碎度减重（%）
吲哚美辛片						
三黄片						
三七片						

【思考题】

1. 试分析吲哚美辛片处方中各辅料成分的作用。

2. 《中国药典》规定片剂的质量检查项目有哪些？

3. 制备三黄片时，为什么对处方中的三种成分采用分别提取法？

4. 试分析三七片处方中各成分的作用。

5. 影响中药片剂质量的因素有哪些？

6. 试分析高效包衣机的工作原理。

7. 为什么中药和化学药片剂包衣工艺有所不同？

8. 中药片剂包衣工艺的影响因素有哪些？

（赛　那，祖　文）

实验五　糖浆剂与煎膏剂的制备

【实验目的】

1. 掌握糖浆剂与煎膏剂的制备方法。

2. 掌握回流提取及煎煮法等浸出方法及操作关键。

【实验原理】

1. 糖浆剂　糖浆剂（syrup）系指含有原料药物的浓蔗糖水溶液。含蔗糖量应不低于 45%（g/ml），糖浆剂中含有糖，主要用于矫味。糖浆剂按照组成和用途，分为单糖浆、药用糖浆、芳香糖浆三类。

单糖浆：是蔗糖的近饱和水溶液，其浓度为 85%（g/ml）或 64.72%（g/g）。单糖浆可供配制含药糖浆，可作矫味剂，也可作助悬剂和黏合剂；作矫味剂时，一般用 20%，小儿用药为 20%～40%。药用糖浆：是含药或药材提取物的浓蔗糖水溶液，具有相应的治疗作用。芳香糖浆：是含芳香性物质或果汁的浓蔗糖水溶液，主要用作矫味剂，如橙皮糖浆、姜糖浆等。

糖浆剂制备工艺流程见图 1-5-1。

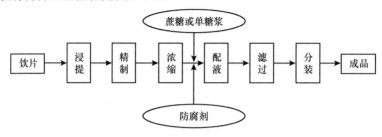

图 1-5-1　糖浆剂制备工艺流程

　　糖浆剂制备方法有热溶法、冷溶法、混合法三种。热溶法是将蔗糖加入一定量煮沸的中药浸提液中，继续加热使溶解，再加入其他可溶性药物，搅拌，趁热滤过。冷溶法是将蔗糖加入后在室温下充分搅拌，待完全溶解后滤过。混合法是在含药溶液中加入单糖浆，充分混匀后，加入纯化水至规定量，静置，滤过。热溶法适用于对热稳定的药物糖浆的制备，蔗糖溶解速率快，且可杀灭微生物，成品易保存，但颜色较深；冷溶法适用于制备对热不稳定或挥发性药物的糖浆，制备时间较长，生产过程中易发生污染，应用较少；混合法常用于制备中药糖浆。

　　2. 煎膏剂　煎膏剂（soft extract）系指饮片用水煎煮，取煎煮液浓缩，加炼蜜或糖（或转化糖）制成的半流体制剂。煎膏剂以滋补为主，兼具缓和的治疗作用，一些慢性病患者常选用煎膏剂进行治疗，如八珍膏、龟苓膏等。

　　煎膏剂所用的糖通常为蔗糖。蔗糖按照纯度由高到低分为冰糖、白糖、红糖。虽然红糖纯度不高，但红糖常指带蜜的甘蔗成品糖，含有维生素和微量元素，适于产妇、儿童、贫血者。补血破瘀、疏肝、驱寒等功效方剂常选用红糖，如益母草膏。蔗糖在使用时需要炼制，炼制的目的在于除去杂质、杀菌，且可减少水分。蔗糖转化率为 40%～50%，可以防止储藏一定时间后析出糖的结晶，此现象俗称"返砂"。

　　煎膏剂制备工艺流程见图 1-5-2。

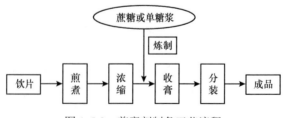

图 1-5-2　煎膏剂制备工艺流程

　　【实验仪器与设备、材料及试剂】

　　1. 仪器与设备　不锈钢锅、回收装置、铁架台、玻璃漏斗、玻璃棒、蒸发皿、有色玻璃瓶、广口瓶、比重瓶、注射器、抽滤装置、手持测糖仪、电炉、水浴锅、量筒、烧杯、研钵、天平等。

2. 材料及试剂　紫苏、麻黄、黄芩、款冬、紫菀、桔梗、杏仁、蔗糖、枇杷叶、益母草、尼泊金乙酯、红糖、纯化水、0.1%柠檬酸溶液等。

【**处方及制法**】

1. 止咳糖浆的制备

处方：

紫苏、麻黄、黄芩、款冬、紫菀、桔梗	各15g	杏仁	10g
蔗糖	30g	尼泊金乙酯	0.05g
纯化水	适量	制成	100ml

制法：

（1）器具清洗灭菌：制备中所用设备、用具、包装材料预先清洁、灭菌后备用。

（2）饮片及辅料的称取和量取：将各味饮片拣去杂物，按照处方中的重量称量。其余辅料按照处方量称取。

（3）煎煮与浓缩：将各味饮片洗净，置烧杯中加纯化水至超过药面约3cm，煎煮2次，每次15min，过滤并挤压药渣，合并滤液及压榨液，浓缩至约60ml，得浓缩液；将处方量蔗糖加入浓缩液中，搅拌至溶解，继续煮沸10min。

（4）定容与包装：加入防腐剂尼泊金乙酯，溶解后趁热过滤，并加纯化水调整至全量；将质量检查合格的糖浆剂，装入100ml有色玻璃瓶/塑料瓶中，贴上标签。

（5）质量检查：按照糖浆剂质量检查项目检查，应符合规定。

2. 煎膏剂的制备

（1）枇杷叶膏的制备

处方：

| 枇杷叶 | 250g | 蔗糖 | 75g |
| 纯化水 | 适量 | 0.1%柠檬酸溶液 | 适量 |

制法：

1）器具清洗灭菌：制备中所用设备、用具、包装材料预先清洁、灭菌后备用。

2）饮片及辅料的称取和量取：将各味饮片拣去杂物，按照处方中的重量称量。其余辅料按照处方量称取。

3）煎汁与浓缩：将枇杷叶切碎，加纯化水至高于叶面3～4cm，加热煮沸后保持30min，滤过，药渣重复上述操作再煮一次，压榨残渣，滤液与压榨液合并，静置澄清滤过；将滤液浓缩至适当稠度。

4）炼糖：将蔗糖、糖量1/2的蒸馏水、0.1%柠檬酸溶液放入容器中，直火煎熬浓缩并不断搅拌，至"滴水成珠"时，脆不黏牙，色泽金黄，即得。

5）收膏：将炼糖加入上述浓缩液，继续煎熬至能"打白丝"，放冷即得。将质量检查合格的煎膏剂，装入广口瓶中，贴上标签。

6）质量检查：性状、相对密度、含糖量、pH、不溶物、装量、微生物限量，应符合相关规定。

（2）益母草膏的制备

处方：

益母草	250g	红糖	75g
纯化水	适量		

制法：

1）器具清洗灭菌：制备中所用设备、用具、包装材料预先清洁、灭菌后备用。

2）饮片及辅料的称取和量取：将各味饮片拣去杂物，按照处方中的重量称量。其余辅料按照处方量称取。

3）煎汁与浓缩：取益母草切碎，加纯化水煎煮 2 次，每次 2h，合并，滤过，得滤液；将滤液继续加热，浓缩成比重为 1.21～1.25（80～85℃）的清膏。

4）炼糖：取红糖，加热炼制后，加入糖量 2 倍的纯化水稀释，静置，过滤，备用。

5）浓缩：炼糖加入浓缩的清膏中，混匀，浓缩至规定相对密度，即得。将质量检查合格的煎膏剂，装于广口瓶中，贴上标签。

6）质量检查：产品的外观、相对密度、pH、不溶物、装量、微生物限量，应符合相关规定。

【质量检查】

1. 性状　糖浆剂应为澄清液体；煎膏剂应为稠厚的半流体状；储存期间不得有发酸、产生气体或其他变质现象。

2. 相对密度　按照《中国药典》（2020 年版）相对密度测定法（通则 0601）测定，液体药品的相对密度一般用比重瓶法测定；易挥发液体的相对密度，可用韦氏比重秤测定。

糖浆剂相对密度应为 1.20～1.30；煎膏剂相对密度应为 1.42～1.46。

比重瓶法如下。

比重瓶重量的称定：取洁净、干燥并精密称定的比重瓶。

供试品重量的测定：装满供试品（温度应低于 20℃或各品种项下规定的温度）后，置 20℃（或各品种项下规定的温度）水浴中放置 10～20min，插入中心有毛细孔的瓶塞，使过多的液体从塞孔溢出，并用滤纸将溢出的液体擦干，然后取出比重瓶、擦干、精密称定，减去比重瓶重量，求出供试品重量。

水重量的测定：将上述瓶中的供试品倾去，洗净比重瓶，装满新沸过的冷水，照上法测得同一温度时水的重量。

按公式：供试品相对密度 = 供试品重量/水重量，计算相对密度。

3. 含糖量测定　用手持测糖仪测定制剂的含糖量。

4. pH　应在 5.0～7.0。

5. 不溶物　取煎膏剂供试品 5g，加热水（70～80℃）200ml，搅拌使溶化，放置 3min 后观察，不得有焦屑等异物。加饮片细粉的煎膏剂，应在未加入细粉前检查，符合《中国药典》（2020 年版）规定后方可加入细粉。加入药粉后不再检查不溶物。

6. 装量

（1）单剂量灌装的糖浆剂，照下述方法检查应符合规定。

检查法：取供试品 5 支，将内容物分别倒入经标化的干燥量入式量筒内，尽量倾净。在室温下检视，每支装量与标示装量相比较，少于标示装量的不得多于 1 支，并不得少于标示装量的 95%。

（2）多剂量灌装固体、半固体和液体制剂，照最低装量检查法（通则 0942）检查，应符合规定。

检查法：取供试品 5 个（50ml 以上者 3 个），开启时注意避免损失，将内容物转移至经标化的干燥量入式量筒中（量具大小应使待测体积至少占其额定体积的 40%），黏稠液体倾出后，将容器倒置 15min，尽量倾净。2ml 及以下者用经标化的干燥量入式注射器抽尽。读出每个容器内容物的装量，并求其平均装量，均应符合表 1-5-1 的有关规定。如有 1 个容器装量不符合规定，则另取 5 个（50ml 以上者 3 个）复试，应全部符合规定。

表 1-5-1　标示量检查

标示装量	口服及外用固体、半固体、液体、黏稠液体	
	平均装量	每个容器装量
20ml 以下	不少于标示装量	不少于标示装量的 93%
20～50ml	不少于标示装量	不少于标示装量的 95%
50ml 以上	不少于标示装量	不少于标示装量的 97%

7. 微生物限度　除另有规定外，照非无菌产品微生物限度检查：微生物计数法（通则 1105）和控制菌检查法（通则 1106）及非无菌药品微生物限度标准（通则 1107）检查，应符合规定。

【注意事项】

1. 止咳糖浆具有清热解毒、止咳祛痰等功效，用于外感咳嗽或支气管炎。口服，每日 3 次，每次 10ml，儿童酌减。本品应装于有色瓶中，密闭，于 25℃ 以下保存，若出现异臭或沉淀时不得使用。

2. 枇杷叶膏具有清肺、止咳化痰功效，用于肺热咳嗽，痰少咽干。口服，一次 9～15g，每日 2 次。

3. 益母草膏具有活血调经功效，用于闭经、痛经、产后淤血腹痛等。口服，一次 9～15g，每日 2 次。

4. 称量时注意选用天平的量程。

5. 制备糖浆剂、煎膏剂的生产设备、用具、包装材料等均应预先清洁、灭菌。

6. 制备糖浆剂应选用优质蔗糖，且蔗糖一定要用沸腾的水溶解，以达到杀菌、分离杂质的目的。

7. 制备糖浆剂应防止出现沉淀。沉淀的产生与糖的质量、处方配伍、浸出成分的种类及加入糖浆的方式等因素有关。

8. 由于中药糖浆剂含有较多蔗糖，易被微生物污染，处方中需要加入防腐剂。常用的防腐剂有苯甲酸和山梨酸（用量不得超过 0.3%，其钾盐、钠盐的用量分别按酸计）、羟苯酯类（用量不得超过 0.3%±0.05%）。应根据糖浆剂的 pH 选择合适的抑菌剂。

9. 煎膏剂在收膏时注意控制温度，温度过高会造成底部焦化。

10. 炼糖时加入适量柠檬酸或酒石酸，可以促使糖转化，炼至"滴水成珠"。

11. 制备过程中勤加搅拌，避免底部过度受热，导致烧杯底被破坏。

【结果与讨论】

1. 记录糖浆剂与煎膏剂性状，填入表 1-5-2。

表 1-5-2　性状检查结果

	性状	相对密度	含糖量	pH	不溶物
止咳糖浆					
枇杷叶膏					
益母草膏					

2. 记录装量及装量差异，填入表 1-5-3。

表 1-5-3　装量及装量差异结果

样品	装量	装量差异	结果
1			
2			
3			
4			
5			

【思考题】

1. 简述糖浆剂的几种制备方法。

2. 简述糖浆剂的质量要求。

3. 从概念、制法、附加剂、质量标准等方面比较糖浆剂与煎膏剂的异同点。

4. 制备煎膏剂时，先将蔗糖适当转化，其目的是什么？

5. 糖浆剂与煎膏剂中传统与现代的文化元素有哪些？

（顾艳丽）

实验六 水丸的制备

【实验目的】

1. 掌握泛制法与塑制法制备丸剂的过程及操作要点。

2. 熟悉丸剂的质量要求。

3. 水泛丸是对传统中药文化的传承，是中国古代医者智慧的体现，要树立民族自信与文化自信。

【实验原理】 水丸（watered pill）系将饮片细粉以水（或根据制法用黄酒、醋、稀药汁、糖液、含 5% 以下炼蜜的水溶液等）为黏合剂制成的丸剂。 水丸是在汤剂的基础上发展而成，传统制备方法为手工泛丸，其工艺过程包括原料准备及起模、成型、盖面、干燥、包衣打光、质量检查。起模是手工泛丸成型的基础，也是制备水丸的关键环节，但手工泛丸存在制备工艺烦琐、劳动强度大、周期长、产量低等缺点，目前大规模生产多采用塑制法。塑制法是将药物细粉与黏合剂混合制成具可塑性的丸块，再依次制成丸条、分粒、滚圆而制成丸粒。塑制法具有周期短、生产效率高、不易染菌等优点；同时所得丸粒均匀度更好、重量差异小。

【实验仪器与设备、材料及试剂】

1. 仪器与设备 HK-93A 中药制丸机、BY-300 薄膜包衣机、粉碎机、电磁炉、天平、不锈钢盘、100 目标准药筛、升降式崩解仪等。

2. 材料及试剂 苍术（炒）、黄柏（炒）、小米、淀粉、纯化水等。

【处方及制法】

三妙丸

处方：

苍术（炒）	100g	黄柏（炒）	100g
纯化水	适量	制成	200g

制法：

（1）药材处理：将处方量苍术（炒）、黄柏（炒）粉碎，过 100 目标准药筛，混合均匀。

（2）机械泛制法制备二妙丸：称取小米 10g，用水淘净后放入沸水中，维持沸腾状态 5min，随后倒出，冷水冲洗 2～3 遍至室温，沥干。包衣机滚筒底铺药材粉末，上面铺一层处理后的小米；如此多次，直到小米用完。设置转速为 25～30r/min，启动包衣机滚筒，轻轻喷水，注意观察药丸形状。之后喷一遍水加一遍粉，反复操作至药粉用完。

（3）塑制法制备二妙丸

1）淀粉浆的制备

A. 煮浆法：称取 30g 淀粉，加入 200ml 纯化水，搅拌至无结块。加热并搅拌，至透明黏稠状停止加热，即得。

B. 冲浆法：称取 30g 淀粉，加入 20ml 纯化水搅拌，随后冲入 170ml 沸水，不断搅拌糊化而成。

2）制软材：药粉中加入适量淀粉浆，不断揉捏，软材以按压无裂痕、揉捏不粘手为宜。

3）制丸：将软材放入制丸机中，挤压得光滑无龟裂药饼；随后搓条，得紧实不松散的条状物，两端如不均匀，可去掉。最后将条状物放入制丸机中，得圆形水丸。

（4）干燥及抛光：将前述制得水丸放入不锈钢滚筒内，打开脚垫，启动机器进行烘干及抛光，可喷洒少量蜂蜜水增加光泽。抛光结束，待不锈钢滚筒冷却后，倒出药丸，即得二妙丸。

【质量检查】

1. 外观　外观应圆整，粒径、色泽均匀，表面无裂纹，丸间无粘连现象。

2. 水分　采用费休法（容量滴定法）测定水丸中水分，原理是根据碘和二氧化硫在吡啶及甲醇溶液中与水定量反应的原理测定水分。详见《中国药典》（2020年版）水分测定法（通则 0832）。

3. 重量差异　取本实验制备的水丸，照丸剂（通则 0108）项下其他丸剂进行。以 10 丸为 1 份，取供试品 10 份，分别称定重量，计算平均重量。每份重量与平均重量相比较，超出重量差异限度的不得多于 2 份，并不得有 1 份超出限度 1 倍（平均重量≤0.05g，重量差异限度 ±12%；0.05g＜平均重量≤0.1g，重量差异限度 ±11%；0.1g＜平均重量≤0.3g，重量差异限度 ±10%；0.3g＜平均重量≤1.5g，重量差异限度 ±9%；1.5g＜平均重量≤3g，重量差异限度 ±8%；3g＜平均重量≤6g，重量差异限度 ±7%；6g＜平均重量≤9g，重量差异限度 ±6%；平均重量＞9g，重量差异限度 ±5%）。

4. 溶散时限　取本实验制备的二妙丸 6 丸，分别放入升降式崩解仪的吊篮中（丸剂直径＜2.5mm，选用孔径 0.42mm 筛网；2.5mm＜丸剂直径＜3.5mm 选用孔径 1.0mm 筛网），每管加挡板 1 块，水温 37℃，开启崩解仪，应在 1h 内完全溶散。

【注意事项】

1. 机械泛制时需注意药丸粘连，此时应及时分开；喷水时遵循少量多次原则。

2. 黏合剂的用量对塑制法丸剂成型影响较大，制软材时需逐渐增加黏合剂用量。

3. 操作仪器时需注意安全。

【结果与讨论】

请将实验结果填入表 1-6-1。

表 1-6-1　水丸剂实验结果

	外观	水分	重量差异	溶散时限	是否合格
机械泛制法					
塑制法					

【思考题】

1. 丸剂分为几种？各类丸剂的制备方法有哪些？

2. 与散剂相比，水丸的优点有哪些？

（王　金）

实验七　蜜丸的制备

【实验目的】

1. 初步掌握塑制法制备蜜丸的方法和操作要领。

2. 了解蜜丸对原料和辅料的处理要求。

3. 通过蜜丸的制备，使学生理解中华传统医药的魅力和传承的意义。

【实验原理】

丸剂系指饮片或提取物与辅料制成的球形或类球形固体制剂。丸剂最早记载于《五十二病方》。《神农本草经》中记载："药性有宜丸者、宜散者……并随药性，不得违越。"对药性-剂型关系作了阐述。李东垣《用药法象》中说："丸者缓也，不能速去病，舒缓而治之也。"这些观点与现代药物制剂缓释理论基本一致。

蜜丸（honeyed pill）是众多丸剂中的一种，系指饮片细粉以炼蜜为黏合剂制成丸剂。每丸重量在 0.5g（含 0.5g）以上称大蜜丸，0.5g 以下称小蜜丸。蜜丸具有补中润燥、止痛解毒、缓和持久、矫臭矫味、服用方便等特点，被广泛应用于镇咳祛痰、补中益气等方剂的中医临床。为保证蜜丸的质量，使制出的蜜丸柔软、滋润、圆整、光洁、含水量少、崩解缓慢、作用持久、储存期不变质，可根据饮片的特性不同，选择嫩蜜、中蜜、老蜜。

蜜丸制备常采用塑制法，工艺流程见图 1-7-1。

物料准备 → 制丸块 → 制丸条 → 分粒 → 搓圆 → 干燥 → 整丸 → 质检 → 包装

图 1-7-1　塑制法制备蜜丸工艺流程

药物的性质、炼蜜的用量、和药的蜜温等都是影响蜜丸制备的因素，夏季用蜜量应少，冬季用蜜量宜多，在实验中应该特别注意。

【实验仪器与设备、材料及试剂】

1. 仪器与设备　粉碎机、100 目或 120 目标准药筛、烧杯、研钵、蜡纸、索氏提取器、硅胶 G 薄层板、玻璃板、胶布、容量瓶、搅拌棒、托盘、过滤装置、电炉、天平、微波炉或远红外干燥装置等。

2. 材料及试剂　山楂、麦芽（炒）、六曲（焦）、蜂蜜、蔗糖、纯化水、硅藻土、乙醚、石油醚、无水乙醇、三氯甲烷、10% 硫酸乙醇溶液、熊果酸对照品等。

【处方及制法】

大山楂丸的制备

处方：

山楂	40g	麦芽（炒）	6g
六曲（焦）	6g	蔗糖	24g
纯化水	10.8ml	蜂蜜	24g
制成	12 丸		

制法：

（1）器具清洗灭菌：制备中所用设备、用具、包装材料预先清洁、灭菌后备用。

（2）称取处方量药材，粉碎成细粉，过 100 目或 120 目标准药筛，混匀备用。

（3）炼蜜：取蔗糖 24g，加纯化水 10.8ml 后，与蜂蜜 24g 混合，炼制至比重约为 1.38（70℃时测量），滤过。

（4）合坨：将炼蜜与上述粉碎的药材细粉混匀，制成软硬适中、具有一定塑性的丸块。

（5）制丸条、分粒：将丸块搓成长条状，再切割成大小均匀的小段，搓成圆形，用微波或远红外干燥/灭菌，即制成大蜜丸。

（6）包装：成丸后即用蜡纸分装，以保证丸药的滋润状态。

【质量检查】

1. 外观 蜜丸要求外形圆整，表面致密，柔软滋润，无纤维和异色斑点，有浓厚的处方药味。

2. 水分 按照《中国药典》2020 年版水分测定法（通则 0832）测定，蜜丸、浓缩丸中水分不得过 15.0%；水蜜丸和浓缩水蜜丸不得过 12.0%，水丸、糊丸、浓缩水丸不得过 9.0%。

3. 重量差异限度 除滴丸、糊丸外，其他丸剂照以下方法检查重量差异，应符合规定。

以 10 丸为 1 份（丸重 1.5g 及以上的，以 1 丸为 1 份），取供试品 10 份，分别称定重量，再与每份标示重量（每丸标示量×称取丸数）相比较（无标示重量的丸剂，与平均重量比较），按表 1-7-1 规定，超出重量差异限度的不得多于 2 份，并不得有 1 份超出限度 1 倍。

表 1-7-1 大山楂丸重量差异限度表

标示重量或平均重量	重量差异限度
1.5g 以上至 3g	±8%
3g 以上至 6g	±7%
6g 以上至 9g	±6%
9g 以上	±5%

4. 含量测定

供试品溶液配制：取重量差异项下的本品，剪碎，混匀，取约 3g，精密称定，加纯化水 30ml，以 60℃水浴温热至充分溶散，加硅藻土 2g，搅匀，滤过，残渣加纯化水 30ml 洗涤，100℃烘干，连同滤纸一并置索氏提取器中，加乙醚适量，加热回流 4h，提取液回收溶剂至干，残渣用石油醚（30～60℃）浸泡 2 次（每次 2min），每次 5ml，倾去石油醚液，残渣加无水乙醇-三氯甲烷（3∶2）的混合溶液适量，微热使溶解，转移至 5ml 容量瓶中，用上述混合溶液稀释至刻度，摇匀，作为供试品溶液。

对照品溶液配制：取熊果酸对照品适量，精密称定，加无水乙醇制成 0.5mg/ml 的溶液，作为对照品溶液。

薄层色谱法测定：分别精密吸取供试品溶液 5μl，对照品溶液 4μl 与 8μl，分别交叉点于同一硅胶 G 薄层板上，用展开剂展开，取出，晾干，喷 10% 硫酸乙醇溶液，在 110℃加热至斑点显色清晰，在薄层板上覆盖同样大小的玻璃板，周围用胶布固定，照通则 0502 薄层色谱扫描法进行扫描，测量供试品吸光度值与对照品吸光度积分值，计算，即得。

5. 微生物限度 按照非无菌药品微生物限度标准（通则 1107）检查，不含豆豉、神曲等发酵原粉蜜丸，含需氧菌总数不超过 $3×10^4$cfu/g（cfu/ml，cfu /10cm^2），霉菌和酵母菌总数不超过 $1×10^2$cfu/g（cfu/ml，cfu/10cm^2），含豆豉、神曲等发酵原粉蜜丸，含需氧菌总数不超过 $1×10^5$cfu/g（cfu/ml，cfu/10cm^2），霉菌和酵母菌总数不超过 $5×10^2$ cfu/g（cfu/ml，cfu/10cm^2）；均不得检出大肠埃希菌（1g），沙门菌（10g）；耐胆盐革兰氏阴性菌应小于 $1×10^2$cfu/g。

【注意事项】

1. 大山楂丸具有开胃消食功效，用于食欲缺乏、消化不良、脘腹胀满。口服，一次 1～2 丸，一日 1～3 次，小儿酌减，每丸重 9g，储藏要密闭、防潮。

2. 因为蜂蜜含有 25% 左右的水分、死蜂、蜡质、淀粉类物质等杂质，若炼制不得法，成药在储存期会出现皱皮、发霉、干硬、碎裂等现象。例如，蜡质会飘于丸药的表面、形成极薄的蜡质层，久存有裂纹；含淀粉类物质较多时，则成品干硬；炼蜜较嫩，含水量过多，水分蒸发后蜜丸萎缩，出现皱皮。

3. 为避免丸块黏附器具，操作时可以使用润滑剂。

【结果与讨论】

记录上述质量检查的实验结果，填入表 1-7-2，并对结果进行分析。

表 1-7-2 大山楂丸质量检查实验结果

	外观	水分	重量差异限度	有效成分含量	结果判定
大山楂丸					

【思考题】

1. 试述塑制法制备蜜丸的工艺过程。

2. 比较塑制法制备蜜丸时，一般药粉和黏性药粉在蜂蜜用量、炼蜜程度、混合炼蜜温度上的区别。

3. 药物制备成丸剂后，其作用发挥有何改变？从蜜丸的制备过程中找出现代科技对蜜丸工艺发展影响的轨迹。

（顾艳丽）

实验八　软膏剂的制备及不同类型软膏基质体外释放试验

【实验目的】

1. 掌握不同类型软膏基质的制备方法。

2. 通过体外实验法（扩散法）了解不同类型基质对药物释放的影响。

3. 结合实验内容，思考中药现代化进程中，中药软膏剂的改革。

【实验原理】 软膏剂（ointment）系指药物与适宜基质均匀混合制成具有适当稠度的半固体外用制剂。其中药物溶解或分散于乳剂型基质形成的均匀的易于涂布的半固体外用制剂称乳膏剂（cream）。软膏剂主要起保护润滑皮肤和局部治疗作用，少数能经皮吸收产生全身治疗作用。

软膏剂主要由药物和基质组成，此外，处方组成中还经常加入抗氧剂、防腐剂、吸收促进剂等以防止药物及基质变质。软膏剂的基质是软膏的重要组成部分，对软膏的质量有很大的影响。软膏基质根据其组成可分为三类：油脂性基质、水溶性基质、乳剂型基质。

软膏剂的制备方法有研磨法、熔融法和乳化法，制备时按照处方中基质的类型、制备量及实验设备选择合适的方法。通常乳膏剂主要采用乳化法，其他基质的软膏主要采用研磨法和熔融法。

【实验仪器与设备、材料及试剂】

1. 仪器与设备　天平、蒸发皿、水浴锅、玻璃纸、烧杯、具塞试管、研钵等。

2. 材料及试剂　水杨酸、蜂蜡、液状石蜡、白凡士林、羊毛脂、植物油、硬脂酸、单硬脂酸甘油酯、甘油、三乙醇胺、司盘60、吐温80、聚乙二醇6000、聚乙二醇400、琼脂、复方氯化钠注射液（林格液）、三氯化铁溶液、尼泊金乙酯、纯化水、老鹳草、无水乙醇、黄芩、麻油、黄芩细粉、黄芩素、冰片、蓖麻油、甲基纤维素、苯甲酸钠等。

【处方及制法】

1. 水杨酸软膏的制备

（1）含油脂性基质的水杨酸软膏的制备

处方：

水杨酸	0.5g	蜂蜡	3.1g
植物油	6.4g		

制法：

取蜂蜡，置适当的容器中，于水浴上加热使其熔化。缓缓加植物油不断搅拌至凝固，即得空白基质。取处方量的水杨酸置研钵中，分次加入软膏基质研匀得含药软膏。

（2）乳剂型基质的水杨酸软膏的制备

1）O/W乳剂型基质的水杨酸软膏的制备

处方：

水杨酸	0.5g	硬脂酸	1.5g
羊毛脂	0.2g	白凡士林	2.5g
甘油	0.5g	三乙醇胺	0.4g
尼泊金乙酯	0.01g	纯化水	加至10g

制法：

取处方量硬脂酸、羊毛脂、白凡士林置于干燥烧杯，于水浴上加热至80℃左右，搅拌使其熔化为油相。另取处方量甘油、三乙醇胺、纯化水置于另一烧杯，于水浴上加热至80℃左右，搅拌使其溶解，为水相。在同温下将油相缓慢加入水相中，边加边搅拌至冷凝，即得O/W乳剂型基质。取水杨酸0.5g置于研钵中，分批加入前面所制得的基质，研匀，制成10g水杨酸软膏。

2）W/O型乳剂型基质的水杨酸软膏的制备

处方：

水杨酸	0.5g	单硬脂酸甘油酯	2.5g
白凡士林	0.5g	液状石蜡	2.5g
甘油	0.1g	司盘60	0.2g
吐温80	0.1g	尼泊金乙酯	0.01g
纯化水	加至10g		

制法：

将单硬脂酸甘油酯、白凡士林、液状石蜡、司盘60、吐温80置于适当的容器中，于水浴上加热至80℃左右，搅拌使其熔化为油相。将甘油、尼泊金乙酯及纯化水混合加热至同样温度，搅拌均匀为水相。将油相以细流缓缓加到水相中，随加随搅拌至完全乳化，放置冷凝，即得W/O乳剂型基质。取0.5g水杨酸置于研钵中，采用等量递加法分次加入所制得的W/O乳剂型基质，研匀，制成10g水杨酸软膏。

（3）含水溶性基质的水杨酸软膏的制备

处方：

	冬	夏
水杨酸	0.5g	0.5g
聚乙二醇6000	2.8g	3.8g
聚乙二醇400	6.7g	5.7g
甘油	适量	适量

制法：

取处方量的聚乙二醇400和聚乙二醇6000置于烧杯中，水浴温度60℃左右加热至熔融，再加入甘油，搅拌至冷凝，即得水溶性基质。取水杨酸0.5g置于研钵中，分批加入前面所制得的水溶性基质，研匀，制成10g水杨酸软膏。

2. 中药软膏剂的制备

（1）老鹳草软膏

处方：

老鹳草	50g	羊毛脂	2.5g
白凡士林	适量	尼泊金乙酯	0.015g
无水乙醇	适量		

制法：

取老鹳草，加水煎煮2次，每次1h，合并滤液。浓缩滤液至相对密度为1.05～1.10，加入相同量无水乙醇使其沉淀，静置。取上清液，浓缩至适量，加入尼泊金乙酯、羊毛脂与白凡士林，混匀，即得。

（2）黄芩油膏

处方：

黄芩	4g	麻油	2g
白凡士林	18g	纯化水	90ml

制法：

取黄芩加纯化水50ml，煎煮10min，滤过，药渣中再加纯化水40ml，煎煮5min，滤过，合并滤液。在蒸发皿中加热浓缩至约2g备用。取白凡士林、麻油加热熔化后，搅拌至半凝固体状态时，加入上述浓缩物，调匀即得。

（3）不同类型基质的黄芩软膏

1）油脂性基质的黄芩软膏

处方：

黄芩细粉	0.27g	白凡士林	5g
羊毛脂	0.5g		

制法：

称取白凡士林，加入羊毛脂，水浴上熔融。加入处方量黄芩细粉，搅匀，放冷即得。

2）乳剂型基质的黄芩软膏

处方：

黄芩素	0.5g	冰片	0.02g
硬脂酸	1.2g	单硬脂酸甘油酯	0.4g
蓖麻油	2.0g	甘油	1.0g
三乙醇胺	0.15ml	尼泊金乙酯	0.005g
纯化水	5.0ml		

共制成10g。

制法：

将硬脂酸、单硬脂酸甘油酯、蓖麻油、尼泊金乙酯共置于干燥的烧杯内，水浴（50～60℃）加热，使全部熔化，得1号液。将甘油、黄芩素、纯化水置另一个烧杯中，加热至50℃左右，边搅拌边加入三乙醇胺使黄芩素全部分散，得2号液。将冰片加入1号液中溶解。立刻将1号液加入2号液中，边加边搅拌混合，至室温后即成均匀的橙黄色乳膏。

3）水溶性基质的黄芩软膏

处方：

黄芩素	0.5g	甲基纤维素	1.5g
甘油	2.5g	苯甲酸钠	0.1%
纯化水	加至10ml		

制法：

将黄芩素、苯甲酸钠溶于纯化水中，水浴加热，放冷。将甲基纤维素与甘油在研钵中研匀。边研边将黄芩素苯甲酸钠溶液加入其中，研匀即得。

3. 软膏的体外释放试验 取琼脂2g置烧杯中，加入林格液100ml，水浴加热溶解，室温冷却至约60℃。加入三氯化铁溶液3ml，混匀。沿管壁分别缓缓倒入10ml具塞试管中，至相同高度，倒入过程不得产生气泡，每管上端预留相同空间（约1cm高度）供填装软膏。垂直静置，室温冷却成凝胶，即得琼脂基质，备用（注：林格液是由氯化钠0.03g，氯化钾0.85g，氯化钙0.048g，加纯化水至100ml溶解制成）。

取已制得的4种不同基质的软膏，分别小心地填充于盛有琼脂基质的试管中，使其与琼脂基质表面紧贴，各管装量一致，分别于第1h、3h、6h、9h、24h观察和测定呈色区的高度，记录结果。

4. 数据处理与结果 将结果记录于表1-8-1。

表 1-8-1 不同类型基质的软膏体外释放试验

时间（h）	呈色区高度（cm）			
	油脂性基质	O/W乳剂型基质	W/O乳剂型基质	水溶性基质
1				
3				
6				
9				
24				
扩散系数 k				

扩散距离与时间的关系可用洛基（Lockie）经验式表示：

$$y^2 = kx$$

式中，y 为扩散距离（mm），x 为扩散时间（h），k 为扩散系数（mm^2/h），k 反映了软膏剂释药能力的大小。从此式可见，用 y^2 对 x 作图为过原点的直线，此直线

斜率即为 k。以呈色区高度的平方对扩散时间作图，拟合得一条直线，此直线斜率，即为 k，填于表 1-8-1 中。

绘制释药曲线，计算扩散系数，比较不同类型软膏基质释药能力，并讨论。

【质量检查】　根据《中国药典》2020 年版四部通则 0109 的规定，软膏剂、乳膏剂应检查粒度、装量、微生物限度等。用于烧伤 [除程度较轻的烧伤（Ⅰ° 或浅Ⅱ°）外]、严重创伤或临床必须无菌的软膏剂与乳膏剂，应进行无菌检查。此外，质量检查项目还包括主药含量测定，物理性质检查，刺激性、稳定性、药物释放和吸收的测定方法。

比较不同基质软膏剂的外观和涂布性、药物释放速率。

【注意事项】

1. 实验室生产小批量的乳剂型软膏多采用内相加至外相中的混合方法，而实际工厂大批量生产多采用外相加到内相中的混合方法。

2. 用聚乙二醇做软膏基质时，因其可与某些药物（已知的有水杨酸、酚等）形成配合物而影响药物疗效，使用时需注意。另外，某些抗生素在聚乙二醇基质中不稳定，如青霉素、新霉素等，应避免共同使用。

3. 制备琼脂基质时琼脂要完全溶解，倾倒时注意不要混入气泡，直立静置凝固琼脂基质，否则液面会成斜面，影响测量结果。加入软膏时应小心，尽量不破坏琼脂基质表面平整，但也要尽量使软膏与凝胶面接触，不留有空隙，否则会影响药物扩散速率的测定。

【结果与讨论】　请简述以上实验结果，并讨论。

【思考题】

1. 实验室小剂量生产乳膏剂一般采用的混合方法是什么？

2. 结合临床用药，渗出性皮肤疾病应选用的软膏基质类型是什么？

3. 中药软膏制备过程中，加入药物时需要注意哪些问题？

（李海欧）

实验九　栓剂的制备

【实验目的】

1. 掌握热熔法制备栓剂的工艺方法，熟悉常用栓剂基质。

2. 掌握置换价测定的方法和意义。

3. 了解栓剂质量评价的方法。

4. 了解栓剂国内外应用的差距。由于新基质不断出现和工业化生产，国外生产的栓剂和数量明显增加，但由于中西方文化的差异，我国栓剂的品种和数量相对较少。

【实验原理】　栓剂（suppository）系指将药物和适宜的基质制成的具有一定形状供腔道给药的固体制剂。栓剂在常温下为固体，塞入人体腔道后，在体温下迅速软化，熔融或溶解于分泌液，逐渐释放药物而产生局部或全身作用。栓剂因使用腔道不同而有不同的名称，如肛门栓、阴道栓、尿道栓、喉道栓、耳用栓和鼻用栓等。目前，常用的栓剂有直肠栓和阴道栓。这两种栓剂的形状和大小各不相同。肛门栓的形状有圆锥形、圆柱形、鱼雷形等；阴道栓的形状有球形、卵形、鸭嘴形等。

栓剂主要由药物与基质组成。常用的基质有油脂性基质和水溶性基质两大类，其中油脂性基质有可可豆脂、半合成脂肪酸甘油酯等；水溶性基质，包括聚乙二醇、甘油明胶、聚氧乙烯硬脂酸酯、泊洛沙姆等。可根据需要加入表面活性剂、润滑剂、稀释剂、抑菌剂等提高药物稳定性和改善药物吸收度及药物的物理性状。

热熔法制备工艺流程见图 1-9-1。

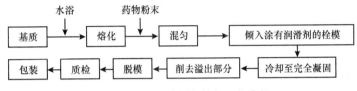

图 1-9-1　热熔法制备栓剂工艺流程

【实验仪器与设备、材料及试剂】

1. 仪器与设备　天平、研钵、蒸发皿、水浴锅、栓模等。

2. 材料及试剂　阿司匹林、半合成脂肪酸酯、硬脂酸、无水碳酸钠、甘油、纯化水、鞣酸、润滑剂等。

【处方及制法】

1. 阿司匹林的半合成脂肪酸酯栓的置换价测定

（1）制作纯基质栓：称取 7g 半合成脂肪酸酯，置蒸发皿中，于水浴上熔化。倾入涂有润滑剂并预热的栓模中。室温下冷却，取出栓剂，得纯基质栓剂 5 粒，每粒平均重 G（g）。

（2）制作含药栓：称取研钵中研细的阿司匹林 3g，另称取半合成脂肪酸酯 5g，置蒸发皿中，于水浴上熔化。将药物细粉缓缓加入熔化的基质中，搅匀。缓慢倾入涂有润滑剂预热的栓模中。冷却至凝固后削去溢出部分，取出栓剂，得含药栓数粒，称重，计算每粒平均重 M（g），每粒含主药量 W（g）。用以下公式算出阿司匹林的置换价 f。

$$f = \frac{W}{G - (M - W)}$$

2. 阿司匹林栓的制备

处方：

阿司匹林	适量	半合成脂肪酸酯	适量
制肛门栓	5 粒		

制法：

按测定的阿司匹林的半合成脂肪酸酯的置换价计算出原料量。热熔法制备出阿司匹林栓 5 粒。

3. 甘油栓的制备

处方：

甘油	5g	无水碳酸钠	0.2g
硬脂酸	0.8g	纯化水	1.0ml
制成等重栓	6 粒		

制法：

取无水碳酸钠与纯化水，置蒸发皿中，在水浴上溶解。加甘油混合，缓缓加入锉细的硬脂酸，随加随搅拌，待发泡停止，溶液澄明，停止加热。倾入涂有润滑剂并预热的栓模内，冷凝，削去多余的部分，取出包装即得。

4. 鞣酸与半合成脂肪酸酯的置换价测定

（1）制作纯基质栓：称取 7g 半合成脂肪酸酯，置蒸发皿中，水浴熔化。倾入涂有润滑剂并预热的栓模中。室温下冷却，削去多余的部分，取出栓剂，得纯基质栓剂 5 粒，每粒平均重 G（g）。

（2）制作含药栓：称取研细的鞣酸 3g，另称取半合成脂肪酸酯 5g，置蒸发皿中，于水浴上熔化。将药物细粉缓缓加入熔化的基质中，搅匀。缓慢倾入涂有润滑剂并预热的栓模中。冷却至凝固后削去溢出部分，取出栓剂，得含药栓数粒，称重，计算每粒平均重 M（g），每粒含主药量 W（g）。算出鞣酸的置换价 f。

5. 鞣酸栓剂的制备

处方：

鞣酸	适量	半合成脂肪酸酯	适量
制成肛门栓	5 粒		

制法：

按测定的鞣酸和半合成脂肪酸酯的置换价，计算出原料量。热熔法制备出鞣酸栓 5 枚。

【质量检查】

1. 外观及药物分散情况　检查药物外观是否光滑及完整，有无气泡和斑点，随后将栓剂纵向剖开，观察栓剂内部药物细粉分散得是否均匀。

2. 重量差异　取栓剂 10 粒，精密称定总重量，求得平均粒重后，再分别精密称定各粒的重量。每粒重量与平均粒重相比较，超出重量差异限度的药粒不得多于 1 粒，并不得超出限度 1 倍。栓剂重量差异限度如表 1-9-1。

表 1-9-1　栓剂重量差异限度表

平均重量	重量差异限度（%）
1.0g 以下至 1.0g	±10
1.0g 以上至 3.0g	±7.5
3.0g 以上	±5

3. 融变时限　《中国药典》2020 年版规定，照融变时限检查法（通则 0922）进行检查。按法测定，脂肪性基质的栓剂 3 粒均应在 30min 内全部融化、软化或触压时无硬心。水溶性基质的栓剂 3 粒在 60min 内全部溶解，如有一粒不合格应另取 3 粒复试，均应符合规定。

【注意事项】

1. 栓模需预热，注模时药物与基质需要高出栓模口，且要一次完成，注模完成后应缓慢冷却，冷却结束后将溢出栓模口的药物与基质刮平。

2. 制备甘油栓时，为得到外观透明栓剂，皂化反应要发生完全，硬脂酸细粉应少量分次加入，随加随搅拌，与碳酸钠充分反应，直至发泡停止溶液变透明后，再注模。

【结果与讨论】　请简述以上实验的结果，并讨论。

【思考题】

1. 本次实验制备阿司匹林栓剂时计算置换价有何意义？

2. 甘油栓的制备原理是什么？操作过程应注意哪些问题？

（李海欧）

实验十　膜剂的制备

【实验目的】

1. 掌握常用成膜材料的性质和特点。

2. 掌握涂膜法制备小剂量膜剂的方法和操作注意事项。

3. 结合膜剂剂型特点，了解实际使用中膜剂品种较少的原因。

【实验原理】　膜剂（film）系指药物溶解或均匀分散于成膜材料中加工成的薄膜制剂。膜剂可供口服、口含、舌下给药，也可用于眼结膜囊内或阴道内；外用可作皮肤和黏膜创伤、烧伤或炎症表面的覆盖。根据膜剂的结构类型分类，有单层膜、多层膜（复合）与夹心膜等。

膜剂主要由主药、成膜材料和附加剂组成，成膜材料的质量和性能不仅对膜剂的成型工艺有影响，而且对膜剂的质量及药效有重要影响。常用的成膜材料如下。

（1）天然高分子化合物：明胶、琼脂、阿拉伯胶、淀粉等。此类成膜材料多数可降解或溶解，但成膜性能较差，故常与其他成膜材料合用。

（2）合成高分子化合物：常用的有聚乙烯醇（polyvinyl alcohol，PVA）及丙烯酸树脂类等。其中 PVA、乙烯-乙酸乙烯酯共聚物（ethylene-vinyl acetate copolymer，EVA）较为常用。PVA 是由聚乙酸乙烯酯经醇解而成的结晶性高分子材料，为白色或黄白色粉末状颗粒。根据其聚合度和醇解度不同，有不同的规格和性质，常用的 PVA 规格为 05-88 和 17-88，平均聚合度分别为 500～600 和 1700～1800，分别以"05"和"17"表示。两者醇解度均为 88%±2%，以"88"表示。

两种成膜材料均能溶于水，PVA05-88 聚合度小，水溶性大，柔韧性差；PVA17-88 聚合度大，水溶性小，柔韧性好。两者以适当比例混合使用则能制得理想的膜剂。

EVA：是乙烯和乙酸乙烯酯在过氧化物或偶氮异丁腈引发下共聚而成的水不溶性高分子聚合物，为透明、无色粉末或颗粒。EVA 的性能与其分子量及乙酸乙烯酯含量有很大关系。随分子量增加，共聚物的玻璃化温度和机械强度均增加。在分子量相同时，则乙酸乙烯酯比例越大，材料溶解性、柔韧性和透明度越大。EVA 无毒、无臭、无刺激性，与人体组织有良好的相容性，不溶于水，能溶于二氯甲烷、三氯甲烷等有机溶剂。本品成膜性能良好、柔软、强度大，常用于制备眼、阴道、子宫等控释膜剂。

膜剂处方中除主药和成膜材料外，还需要加入增塑剂、填充剂、表面活性剂等附加剂，为保证膜剂成型良好要根据成膜材料性质加入脱模剂。

制备工艺流程见图 1-10-1。

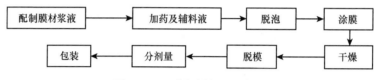

图 1-10-1　膜剂制备工艺流程

【实验仪器与设备、材料及试剂】

1. 仪器与设备　烧杯、量筒、天平、电炉、玻璃板（或载玻片）、刮刀（或玻璃棒）、烘箱、恒温水浴装置等。

2. 材料及试剂　甲硝唑、PVA17-88、甘油、液状石蜡、纯化水、硝酸（盐酸）毛果芸香碱、PVA05-88 等。

【处方及制法】

1. 甲硝唑口腔溃疡膜

处方：

甲硝唑	0.6g	PVA17-88	10g
甘油	0.6g	纯化水	100ml

制法：

取 PVA17-88、纯化水、甘油，搅拌浸泡溶胀后于 90℃水浴上加热使其溶解。放冷后加甲硝唑，搅拌使其溶解，静置一定时间除气泡。将上述含药膜材倒在玻璃板上用刮板法制膜，厚度约 0.3mm。于 80℃干燥 15min。脱模，放冷至室温切成每张约 $1cm^2$ 的药膜。

2. 毛果芸香碱膜剂

处方：

硝酸（盐酸）毛果芸香碱	15g	PVA05-88	28g
甘油	2g	纯化水	30ml

制法：

将 PVA05-88、甘油加入 30ml 纯化水中，浸泡溶胀后于 90℃的水浴上加热搅拌溶解。滤液放冷后加入硝酸（盐酸）毛果芸香碱，搅拌使其溶解，静置除去气泡。将上述含药膜材倒在玻璃板上用刮板法制膜，厚度约 0.3mm。于 80℃干燥 15min。脱模，放冷至室温切成每张约 1cm^2 的药膜。

【质量检查】 除要求主药含量合格外，应符合下列质量要求。

1. 膜剂外观应完整光洁，厚度一致，色泽均匀，无明显气泡。多剂量的膜剂，分格压痕应均匀清晰，并能按压痕撕开。

2. 膜剂所用的包装材料应无毒性、易于防止污染、方便使用，并不能与药物或成膜材料发生理化作用。

3. 除另有规定外，膜剂宜密封保存，防止受潮、发霉、变质，并应符合微生物限度检查要求。

4. 膜剂的重量差异应符合要求。

重量差异检查法：除另有规定外，取供试品 20 片，精密称定总重量，求得平均重量，再分别称定各片的重量。每片与平均重量相比，按表 1-10-1 中规定，超过重量差异限度的不得多于 2 片，并不得有 1 片超过限度的 1 倍。

表 1-10-1　膜剂的重量差异要求

平均重量	重量差异限度（%）
0.02g 及 0.02g 以下	±15
0.02g 以上至 0.20g	±10
0.20g 以上	±7.5

凡进行含量均匀度检查的膜剂，一般不再进行重量差异检查。

【注意事项】

1. 玻璃板上预先涂脱模剂或药膜处方中加少量脱模剂（润滑油），这样药膜较易剥离。

2. 浆液混匀后要排除气泡，且排除气泡后立即制膜。

【结果与讨论】 请写出以上实验的结果并讨论。

【思考题】

1. 实验室小剂量制备膜剂时，常用什么方法？操作要点及注意事项有哪些？

2. 处方中的甘油起什么作用？膜剂中常用附加剂有哪些？

3. 膜剂制备时，如何减少气泡的产生？除去气泡的方法有哪些？

（李海欧）

实验十一　滴丸剂的制备

【实验目的】

1. 掌握滴丸剂的制备方法和操作注意事项。

2. 熟悉常用基质的性质特点。

3. 了解国内外已上市的中药滴丸有哪些。

【实验原理】 滴丸剂（dripping pill）是将主药溶解或混悬于一种熔点较低的脂肪性基质或水溶性基质中，再滴入一种与其不相混溶的液体冷却剂中，熔融物由于表面张力作用而形成球形的丸剂。

滴丸剂常用的基质分为两大类：水溶性基质和脂溶性基质。常用的水溶性基质有聚乙二醇类，如聚乙二醇 4000、聚乙二醇 6000；硬脂酸聚羟氧（40）酯；泊洛沙姆等。常用的脂溶性基质有硬脂酸、单硬脂酸甘油酯、氢化植物油等。

制备工艺流程如图 1-11-1。

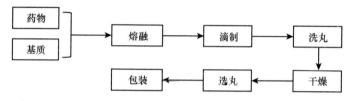

图 1-11-1　滴丸剂制备工艺流程

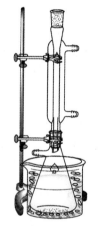

图 1-11-2　滴丸简易装置示意图

实验室制备滴丸剂一般采用滴制法，装置如图 1-11-2 所示，常用冷凝液有液状石蜡、二甲基硅油和纯化水等，应根据基质的性质选择冷凝液。

【实验仪器与设备、材料及试剂】

1.仪器与设备　烧杯、水浴装置、滴管、玻璃棒、天平、吸水纸、锥形瓶、直形冷凝管、铁架台、桑皮纸等。

2.材料及试剂　氯霉素、穿心莲内酯、聚乙二醇 6000、聚乙二醇 4000、液状石蜡等。

【处方及制法】

1.氯霉素滴丸

处方：

氯霉素　　　　　　　　1g　　聚乙二醇 6000　　　　　2g

制法：

按图 1-11-2 装置仪器。将锥形瓶放入冰浴中，加液状石蜡于锥形瓶内，液面距冷凝管口 2cm 处即可，冷凝管中通入冷水。称取 2g 聚乙二醇 6000，放入 50ml 烧杯中，水浴加热至其熔融。加入已称重的氯霉素 1g，使其溶解。迅速用滴管吸取药液，缓缓滴入液状石蜡冷却液中。药液滴入后，放置 30min，待完全冷凝后放掉冷却水，回收液状石蜡待用，取出滴丸，摊在桑皮纸上，吸去滴丸表面的液状石蜡，自然干燥，求平均丸重。

2. 穿心莲内酯滴丸

处方：

穿心莲内酯	2g	聚乙二醇 4000	1g
聚乙二醇 6000	1g		

制法：

按图 1-11-2 装置好仪器。取等量的聚乙二醇 6000、聚乙二醇 4000，加入 50ml 烧杯中混合均匀，加热熔融。加入穿心莲内酯，混匀。迅速用滴管吸取药液，缓缓滴入液状石蜡冷却液中。药液滴完后，放置 30min，待完全冷凝后放掉冷却水，回收液状石蜡待用，取出滴丸，摊在桑皮纸上，吸去滴丸表面的液状石蜡，自然干燥，求平均丸重。

【质量检查】

1. 外观大小均匀、色泽一致，无粘连现象。

2. 除另有规定外，滴丸按照重量差异检查法检查，应符合规定。

3. 检查法：取供试品 20 丸，精密称定总重量，求得平均丸重后，再分别精密称定每丸的重量。每丸重量与标示丸重相比较（无标示丸重的，与平均丸重比较），按表 1-11-1 中的规定，超出重量差异限度的不得多于 2 丸，并不得有 1 丸超出限度 1 倍。

表 1-11-1　滴丸重量差异要求

标示丸重或平均丸重	重量差异限度
0.03g 及 0.03g 以下	±15%
0.03g 以上至 0.1g	±12%
0.1g 以上至 0.3g	±10%
0.3g 以上	±7.5%

4. 溶散时限：除另有规定外，按照《中国药典》2020 年版丸剂通则 0108 项下检查，均应符合规定。滴丸剂不加挡板应在 30min 内全部溶散，包衣滴丸应在 1h 内全部溶散。

【注意事项】 操作过程中保证药液恒温，滴制速度均匀，确保滴丸有充裕的冷凝时间。

【结果与讨论】 请写出以上实验的结果并讨论。

【思考题】

1. 滴丸剂在化学药品中应用较少，中药中应用较多，结合影响滴丸质量的因素，分析这一现象的原因。

2. 滴丸速释的原理是什么？

3. 如何选用滴丸的基质及冷凝液？

（李海欧）

第二部分　设计性实验

实验十二　混悬剂的制备

【实验目的】

1. 掌握混悬剂的一般制备方法。

2. 熟悉助悬剂、润湿剂、絮凝剂及反絮凝剂等稳定剂在混悬剂中的应用。

3. 熟悉混悬剂的质量评定项目及具体操作方法。

4. 区分不同用途混悬剂制备过程中的差别。

【实验原理】　混悬剂（suspension）系指难溶性固体药物以微粒状态分散于分散介质中形成的非均相体系。混悬剂中药物微粒一般为 0.5～10μm，小的可以在 0.1μm 左右，大的可达 50μm 或更大。混悬剂属于热力学不稳定的粗分散体系，所用分散介质大多数为水，也可用植物油。

混悬剂可供口服、外用和注射用。

口服混悬剂系指难溶性固体原料药物分散在液体介质中制成的供口服的混悬型液体制剂，也包括浓混悬剂或干混悬剂。非难溶性药物也可以根据临床需求制备成干混悬剂，临用前加水或者其他液体分散介质，制成混悬剂后使用。

适合制备成混悬剂的情况：①难溶性药物需制成液体制剂时；②药物的剂量超过了溶解度而不能以溶液剂形式应用时；③两种溶液混合后药物的溶解度降低而析出固体药物时；④为了使药物产生缓释作用时。

考虑到安全，含剧毒药或剂量小的药物不应制成混悬剂。

制备混悬剂时，应使混悬微粒有适当的分散度，粒度均匀，以减小微粒的沉降速度，使混悬剂处于稳定状态。混悬剂的制备有分散法和凝聚法。

由于重力作用，混悬剂中的微粒在静置时会沉淀，其沉降速度符合斯托克斯（Stokes）定律：

$$v = \frac{2r^2(\rho_1 - \rho_2)g}{9\eta}$$

式中，v（cm/s）为微粒沉降速度；r（cm）为微粒半径；ρ_1、ρ_2（g/cm³）分别为分散相和分散介质的密度，g（cm/s²）为重力加速度；η（mPa·s）为分散介质的黏度。

由上式可知，微粒的沉降速度与 r^2 和（$\rho_1-\rho_2$）成正比，与 η 成反比。因此减小微粒半径，增加分散介质黏度，均可以降低微粒的沉降速度，增加混悬剂的稳定性。

1. 混悬剂的稳定剂　一般包括助悬剂、润湿剂、絮凝剂及反絮凝剂。

（1）助悬剂：可增加分散介质的黏度，降低微粒的沉降速度。但用量过大会影响成品的倾倒，口服时还会产生不良味道及延长在口中的滞留时间。

（2）润湿剂：通常是亲水亲油平衡（HLB）值为 7～9 的表面活性剂，如吐温 80 等，通过降低固-液两相的界面张力，改善药物的润湿与分散，但用量应适当，否则微粒下沉后结块，不易摇匀。

（3）絮凝剂：是一类能中和微粒电荷，降低微粒 Zeta 电位至一定程度，使微粒发生絮凝的电解质。加入絮凝剂后，絮凝物振摇后易再分散。解决了微粒沉淀后形成致密的饼状而难以再分散的问题。反絮凝剂与絮凝剂相反，它能增加微粒的 Zeta 电位，使微粒间斥力增加，液体即可保持较低黏度、良好的流动性及涂展性。

2. 混悬剂的制备方法　主要有分散法（加液研磨法）和凝聚法（物理凝聚法、化学凝聚法）。

（1）分散法（加液研磨法）：取药物 1 份加液体 0.4～0.6 份研磨，同时加入适量的润湿剂，能产生很好的分散效果。

（2）凝聚法分为物理凝聚法及化学凝聚法。

1）物理凝聚法：一般先将药物制成热饱和溶液，在搅拌下加至另一种不溶性液体中，使药物快速结晶，可制成 10μm 以下的微粒。再将微粒分散于适宜的介质中制成混悬剂。

2）化学凝聚法：用化学反应法使两种药物生成难溶性微粒，再混悬于分散介质中制备混悬剂的方法。

混悬剂的成品包装在标签上应注明"用前摇匀"。

【**实验仪器与设备、材料及试剂**】

1. 仪器与设备　研钵、具塞量筒、烧杯、量筒、滴管、玻璃棒、天平等。

2. 材料及试剂　氧化锌（120 目）、炉甘石（120 目）、甘油、2% 羧甲基纤维素钠溶液、0.24% 三氯化铝溶液、1% 柠檬酸钠溶液、4% 吐温 80 溶液、沉降硫黄、硫酸锌、樟脑醑、纯化水等。

【**处方及制法**】

1. 炉甘石洗剂

处方：

	1	2	3	4	5
炉甘石（120 目）（g）	5.0	5.0	5.0	5.0	5.0
氧化锌（120 目）（g）	5.0	5.0	5.0	5.0	5.0
甘油（ml）	6.25	6.25	6.25	6.25	6.25
2% 羧甲基纤维素钠溶液（ml）		2.5			
4% 吐温 80 溶液（ml）			5.0		
0.24% 三氯化铝溶液（ml）				5.0	
1% 柠檬酸钠溶液（ml）					2.5
纯化水加至（ml）	50	50	50	50	50

制法：

称取处方量的炉甘石、氧化锌，置于研钵中，分别加适量甘油研磨成糊状，慢慢加入纯化水，边加边研磨，转移至具有刻度的试管中，用纯化水洗涤研钵2～3次，洗涤液一并转移，按处方量分别加入其余辅料，加纯化水至全量，摇匀即得。

2. 复方硫黄洗剂

处方：

沉降硫黄	1.5g	硫酸锌	1.5g
樟脑醑	12.5ml	甘油	2ml
吐温80	0.2ml	纯化水加至	50ml

制法：

取处方量沉降硫黄置研钵中，加甘油及吐温80研匀成糊状，将硫酸锌溶于10ml纯化水制成硫酸锌溶液，缓缓加入硫酸锌溶液，研磨均匀，再缓慢加入樟脑醑，随加随研磨，至混悬状，添加纯化水至全量，摇匀即得。

作用与用途：有轻度收敛止痒作用，局部涂搽用于急性湿疹、亚急性皮炎。

【质量检查】　除另有规定外，混悬剂应进行以下相应检查。

1. 装量　除另有规定外，单剂量包装的口服溶液剂、口服混悬剂和口服乳剂的装量，照下述方法检查，应符合规定。

检查法：取供试品10袋（支），将内容物分别倒入经标化的量入式量筒内，检视，每支装量与标示装量相比较，均不得低于其标示量。

凡规定检查含量均匀度者，一般不再进行装量检查。

多剂量包装的口服溶液剂、口服混悬剂、口服乳剂和干混悬剂照最低装量检查法（通则0942）检查，应符合规定。

2. 装量差异　除另有规定外，单剂量包装的干混悬剂照下述方法检查，应符合规定。

检查法：取供试品20袋（支），分别精密称定内容物，计算平均装量，每袋（支）装量与平均装量相比较，装量差异限度应在平均装量的±10%以内，超出装量差异限度的不得多于2袋（支），并不得有1袋（支）超出限度1倍。

凡规定检查含量均匀度者，一般不再进行装量差异检查。

3. 干燥失重　除另有规定外，干混悬剂照干燥失重测定法（通则0831）检查，减失重量不得过2.0%。

4. 沉降体积比　口服混悬剂照下述方法检查，沉降体积比应不低于0.90。

检查法：除另有规定外，用具塞量筒量取供试品50ml，密塞，用力振摇1min，记下混悬物的开始高度 H_0，静置3h，记下混悬物的最终高度 H，按下式计算：沉降体积比 $F = H/H_0$。

干混悬剂按各品种项下规定的比例加水振摇，应均匀分散，并照上法检查沉降体积比，应符合规定。

5. 微生物限度　除另有规定外，照非无菌产品微生物限度检查：微生物计数法（通则 1105）和控制菌检查法（通则 1106）及非无菌药品微生物限度标准（通则 1107）检查，应符合规定。

【注意事项】

1. 炉甘石洗剂中炉甘石和氧化锌应混合并过 120 目筛。炉甘石是氧化锌与少量氧化铁的混合物，按规定，炉甘石按干燥品计算含氧化锌不得少于 40%。

2. 硫黄为强疏水性物质，且表面吸附有空气，不易被水润湿。制备时应先加入润湿剂甘油，充分研磨，使其吸附于微粒表面增加微粒亲水性，利于硫黄的分散。

3. 樟脑醑含樟脑 $0.09\sim0.11g/ml$，乙醇 $80\%\sim87\%$，遇水易析出樟脑。配制时应以细流缓缓加入混合液中，并急速搅拌，使樟脑醑不至于析出大的颗粒。

【结果与讨论】

1. 观察外观：观察并记录炉甘石洗剂和复方硫黄洗剂制剂的状态。

2. 测定炉甘石洗剂各处方的沉降体积比 F（H/H_0），将结果填入表 1-12-1 中，并绘制沉降体积比曲线。

表 1-12-1　炉甘石洗剂的沉降体积比测定数据

时间（min）	处方 1（$H_0=$）		处方 2（$H_0=$）		处方 3（$H_0=$）		处方 4（$H_0=$）		处方 5（$H_0=$）	
	H	F	H	F	H	F	H	F	H	F
0										
5										
10										
20										
60										
120										
180										

3. 取上述已测定沉降体积比的炉甘石洗剂，密塞后倒置再翻转（一反一正算一次），翻动时用力应均匀，分别记录将沉降物均匀分散后需要翻转的次数，将结果记录在表 1-12-2 中。

表 1-12-2　炉甘石洗剂的再分散性

处方	翻转再分散性次数及现象
1	
2	
3	
4	
5	

4. 结合上述实验结果，分析不同附加剂对炉甘石洗剂稳定性的影响。

5. 比较两种混悬剂制备过程中的差别，写出制备过程中观察到的现象。

【思考题】

1. 影响混悬剂物理稳定性的因素有哪些？应采取哪些措施增加其稳定性？

2. 本次实验中，制备的两种混悬剂所含药物分别为亲水性和疏水性药物，它们在制备时操作上有何不同？请写出原因。

（吕晓洁）

实验十三　乳剂的制备

【实验目的】

1. 掌握乳剂的一般制备方法及常用乳剂类型的鉴别方法。

2. 测定液状石蜡所需混合乳化剂的 HLB 值。

3. 了解乳剂在中药制剂中的应用，思考中药传统剂型与现代制剂技术之间的关系。

【实验原理】　乳剂（emulsion）系指互不相溶的两种液体混合，其中一相液体以液滴状态分散于另一相液体中形成的非均匀相液体分散体系。形成液滴的液体称为分散相（dispersed phase）、内相或非连续相，另一液体则称为分散介质、外相（external phase）或连续相。

1. 乳剂的基本组成　乳剂由水相（W）、油相（O）和乳化剂组成，三者缺一不可。根据乳化剂的种类、性质及相体积比（φ），乳剂可形成水包油（O/W）型或油包水（W/O）型乳剂，也可制备复乳（multiple emulsion），如 W/O/W 或 O/W/O 型。O/W 型或 W/O 型乳剂的主要区别方法见表 1-13-1。

表 1-13-1　O/W 型或 W/O 型乳剂的区别

	O/W 型乳剂	W/O 型乳剂
外观	通常为乳白色	接近油的颜色
稀释	可用水稀释	可用油稀释
导电性	导电	不导电或几乎不导电
水溶性染料	外相染色	内相染色
油溶性染料	内相染色	外相染色

2. 乳剂的类型　根据乳滴的大小，将乳剂分为普通乳、亚微乳、纳米乳。

（1）普通乳：粒径一般在 1～100μm，这时乳剂形成乳白色不透明的液体。

（2）亚微乳：粒径一般在 0.1～0.5μm，亚微乳常作为胃肠外给药的载体。静脉注射乳剂应为亚微乳，粒径可控制在 0.25～0.4μm。

（3）纳米乳（nanoemulsion）：当粒径小于 0.1μm 时，乳剂粒子小于可见光波长的 1/4，即小于 120nm 时，乳剂处于胶体分散范围，这时光线通过乳剂时不产生折射而是透过乳剂，肉眼可见乳剂为透明液体，这种乳剂称为纳米乳或微乳（microemulsion）或胶团乳（micellar emulsion），纳米乳粒径在 0.01～0.10μm。

乳剂中的液滴具有很大的分散度，其总表面积大，表面自由能很高，属热力学不稳定体系。

3. 乳剂的特点　乳剂中液滴的分散度大，药物吸收快，生物利用度高；油性药物制成乳剂能保证剂量准确，而且使用方便；O/W 型乳剂可掩盖药物的不良臭味，并可加入矫味剂；外用乳剂能改善对皮肤、黏膜的渗透性，减少刺激性；静脉注射乳剂注射后分布较快、药效高、有靶向性；静脉营养乳剂，是高能营养输液的重要组成部分。

4. 乳剂的制备方法

（1）油中乳化剂法：又称干胶法。本法的特点是先将乳化剂（胶）分散于油相中研匀后加水相制备成初乳，然后稀释至全量。在初乳中油、水、胶的比例：植物油为 4：2：1，挥发油为 2：2：1，液状石蜡为 3：2：1。本法适用于乳化剂为阿拉伯胶或阿拉伯胶与西黄蓍胶的混合胶的乳剂。

（2）水中乳化剂法：又称湿胶法。本法先将乳化剂分散于水中研匀，再将油加入，用力搅拌使成初乳，加水将初乳稀释至全量，混匀，即得。初乳中油、水、胶的比例与上法相同。

（3）新生皂法：将油、水两相混合时，两相界面上生成新生皂类产生乳化的方法。植物油中含有硬脂酸、油酸等有机酸，加入氢氧化钠、氢氧化钙、三乙醇胺等，在高温下（70℃以上）生成的新生皂为乳化剂，经搅拌即形成乳剂。生成的一价皂则为 O/W 型乳化剂，生成的二价皂则为 W/O 型乳化剂。本法适用于乳膏剂的制备。

（4）两相交替加入法：向乳化剂中每次少量交替地加入水或油，边加边搅拌，即可形成乳剂。天然胶类、固体微粒乳化剂等可用本法制备乳剂。当乳化剂用量较多时，本法是一个很好的方法。

（5）机械法：将油相、水相、乳化剂混合后用乳化机械制备乳剂的方法。机械法制备乳剂时可不用考虑混合顺序，借助于机械提供的强大能量，很容易制成乳剂。

5. 乳剂的制备设备

（1）搅拌乳化装置：小量制备可用研钵，大量制备可用搅拌机，分为低速搅拌乳化装置和高速搅拌乳化装置。组织捣碎机属于高速搅拌乳化装置。

（2）乳匀机：借助强大推动力将两相液体通过乳匀机的细孔而形成乳剂，制备时可先用其他方法初步乳化，再用乳匀机乳化，效果较好。

（3）胶体磨：利用高速旋转的转子和定子之间的缝隙产生强大剪切力使液体乳化，对要求不高的乳剂可用本法制备。

（4）超声波乳化装置：利用 10～50kHz 高频振动制备乳剂，可制备 O/W 型和 W/O 型乳剂，但黏度大的乳剂不宜用本法制备。

6. 乳剂中药物的加入方法　乳剂是药物很好的载体，可加入各种药物使其具有治疗作用。若药物易溶于油相，可先将药物溶于油相再制成乳剂；若药物易溶于水相，可先将药物溶于水相后再制成乳剂；若药物不溶于油相也不溶于水相时，可用亲和性大的液相研磨药物，再将其制成乳剂；也可将药物先用已制成的少量空白乳剂研细再与乳剂混合均匀。

制备符合质量要求的乳剂，要根据制备量的多少、乳剂的类型及给药途径等多方面加以考虑。黏度大的乳剂应提高乳化温度；充足的乳化时间也是保证乳剂质量的重要条件。

7. 乳剂的质量评价

（1）乳剂粒径大小的测定：乳剂粒径大小是衡量乳剂质量的重要指标。不同用途的乳剂对粒径大小要求不同，如静脉注射乳剂，其粒径应在 0.5μm 以下。其他用途的乳剂粒径也都有不同要求。

1）显微镜测定法：用光学显微镜测定，可测定粒径范围为 0.2～100μm，常用平均粒径，测定粒子数不少于 600 个。

2）库尔特粒度仪（Coulter counter）测定法：库尔特粒度仪可测定粒径范围为 0.6～150μm 粒子及粒度分布。本方法简便、速度快，可自动记录并绘制分布图。

3）动态光散射（dynamic light scattering，DLS）法：样品制备容易，测定速度快，可测定粒径范围为 0.01～2μm 的粒子，最适于静脉乳剂的测定。

4）透射电镜（TEM）法：可测定粒子大小及分布，可观察粒子形态，测定粒径范围为 0.01～20μm。

（2）分层现象的观察：乳剂经长时间放置，粒径变大，进而产生分层现象。这一过程的快慢是衡量乳剂稳定性的重要指标。为了在短时间内观察乳剂的分层，可用离心法加速其分层：以 4000r/min 离心 15min，如不分层可认为乳剂质量稳定。此法可用于比较不同处方乳剂间的分层情况，以估计其稳定性。将乳剂置 10cm 离心管中以 3750r/min 离心 5h，可预测乳剂放置 1 年的自然分层的效果。

（3）乳滴合并速度的测定：乳滴合并速度符合一级动力学规律，其直线方程为

$$\lg N = \lg N_0 - Kt/2.303$$

式中，N、N_0 分别为 t 和 t_0 时间的乳滴数；K 为合并速度常数；t 为时间。测定随时间 t 变化的乳滴数 N，求出合并速度常数 K，可估计乳滴合并速度，用以评价乳剂稳定性。

（4）稳定常数的测定：乳剂离心前后吸光度变化百分率称为稳定常数，用 K_e 表示，其表达式如下：

$$K_e = (A_0 - A)/A \times 100\%$$

式中，A_0 为未离心乳剂稀释液的吸光度；A 为离心后乳剂稀释液的吸光度。测定方法：取乳剂适量于离心管中，以一定速度离心一定时间，从离心管底部取出少量

乳剂，稀释一定倍数，以蒸馏水为对照，用比色法在可见光某波长下测定吸光度 A，同法测定原乳剂稀释液吸光度 A_0，代入公式计算 K_e。离心速度和波长的选择可通过试验加以确定。K_e 值越小乳剂越稳定。本法是研究乳剂稳定性的定量方法。

　　每一种被乳化的油都有一个所需 HLB 值，当选用乳化剂的 HLB 值符合油所需的 HLB 值时，就可制得较稳定的乳剂。但是，单个乳化剂所具有的 HLB 值不一定恰好与被乳化的油所需的 HLB 值相适应，所以常常将两种不同 HLB 值的乳化剂混合使用，以获得最适的 HLB 值。混合乳化剂的 HLB 值可按下式计算：

$$HLB_{混合} = \frac{HLB_a \cdot W_a + HLB_b \cdot W_b}{W_a + W_b}$$

式中，a、b 分别为两种已知 HLB 值的单个乳化剂，W_a、W_b 分别为两种乳化剂的重量。本实验测定液状石蜡所需 HLB 值的方法是将两种已知 HLB 值的单一乳化剂，按上式以不同重量比例配制成具有一系列 HLB 值的混合乳化剂，然后用来制备一系列乳剂，在室温条件下或采用加速试验方法（如离心法）观察制成乳剂的乳析速度。稳定性"最佳"的乳剂所用乳化剂 HLB 值即为液状石蜡所需的 HLB 值。在药剂制备中，常用乳化剂的 HLB 值为 3～16，其中 HLB 值 3～8 为 W/O 型乳化剂，8～16 为 O/W 型乳化剂。

　　【实验仪器与设备、材料及试剂】

　　1. 仪器与设备　烧杯、具塞量筒、天平、研钵、具塞试管、显微镜、载玻片、盖玻片等。

　　2. 材料及试剂　西黄芪胶粉、阿拉伯胶粉、液状石蜡、尼泊金乙酯乙醇溶液、氢氧化钙饱和水溶液、麻油、纯化水、亚甲蓝、苏丹红、吐温 80、司盘 80 等。

　　【处方及制法】

　　1. 乳剂的制备

（1）液状石蜡乳（干胶法）

处方：

西黄芪胶粉	0.5g	阿拉伯胶粉	0.5g
液状石蜡	3g	尼泊金乙酯乙醇溶液	0.01g
纯化水加至	10ml		

制法：

将西黄芪胶粉与阿拉伯胶粉置于干燥研钵中，加入液状石蜡略研，使胶粉分散，加入纯化水 2ml，迅速研磨制成初乳，再加纯化水，边加边搅拌，至足量，最后滴加尼泊金乙酯乙醇溶液，研匀即得。

（2）石灰乳搽剂

处方：

氢氧化钙饱和水溶液	2ml	麻油	2ml
制备乳剂	4ml		

制法：

量取氢氧化钙饱和水溶液 2ml 和麻油 2ml，置具塞试管中，加盖振摇至乳剂生成。

2. 乳剂类型的鉴别

（1）稀释法：取试管 2 支，分别加入液状石蜡乳和石灰乳搽剂各 1ml，再加入纯化水约 5ml，振摇翻转数次，观察是否能均匀混合，并根据试验结果判断上述两种乳剂类型。

（2）染色镜检法：将液状石蜡乳和石灰乳搽剂分别涂在载玻片上，并各用油溶性染料苏丹红及水溶性染料亚甲蓝染色，在显微镜下观察，根据观察结果判断乳剂的类型。

3. 液状石蜡乳所需 HLB 值的测定 　用吐温 80（HLB=15.0）及司盘 80（HLB=4.3）配成 HLB 值为 6.0、8.0、10.0、12.0 及 14.0 的 5 种混合乳化剂各 5g，计算各乳化剂的用量，填入表 1-13-2。

表 1-13-2 　混合乳化剂组成

乳化剂	混合乳化剂 HLB 值				
	6.0	8.0	10.0	12.0	14.0
吐温 80					
司盘 80					

取 5 支 25ml 干燥具塞量筒，各加入 6.0ml 液状石蜡，再分别加入上述不同 HLB 值的混合乳化剂 0.5ml，剧烈振摇 10s，然后加纯化水 2ml 振摇 20 次，最后沿管壁慢慢加入纯化水使成 20ml，振摇 30 次即成乳剂。经放置 5min、10min、30min、60min 后，分别观察并记录各乳剂分层体积。

【质量检查】 乳剂由于种类较多，给药途径与用途不一，目前尚无统一的质量标准。可根据具体品种的情况，选用乳剂的物理稳定性进行考察。

【结果与讨论】

1. 液状石蜡乳所需 HLB 值的测定中，5 支具塞量筒经振摇后放置不同时间，观察并记录各乳剂的分层体积，填于表 1-13-3。

表 1-13-3 　不同 HLB 值乳化剂所制液状石蜡乳放置后分层体积

观察	不同 HLB 值的乳化剂				
	6.0	8.0	10.0	12.0	14.0
5min 后分层体积（ml）					
10min 后分层体积（ml）					
30min 后分层体积（ml）					
60min 后分层体积（ml）					

2. 根据以上观察结果,液状石蜡乳所需 HLB 值为_____,所成乳剂属_____型。

【思考题】

1. 干胶法制备液状石蜡乳,应注意哪些事项?

2. 制备石灰乳搽剂,所用乳化剂是什么?

3. 液状石蜡乳所需 HLB 值的测定中乳化剂 HLB 值间隔较大,若要更准确地测得液状石蜡乳所需 HLB 值,应如何进一步设计实验?

(刘　佳)

实验十四　微囊的制备

【实验目的】

1. 掌握以阿拉伯胶、明胶作囊材,用复凝聚法制备微囊。

2. 以邻苯二甲酸醋酸纤维素或明胶作囊材,用单凝聚法制备微囊。

3. 了解其成囊条件,影响成囊的因素及控制方法,制备鱼肝油微囊和非那西丁微囊。

【实验原理】　复凝聚法就是包囊材料中含有两种或两种以上的胶体材料,这些材料各带有不同的电荷,本实验所采用的包囊材料为阿拉伯胶(带负电荷)和明胶(pH 在等电点以上带负电,等电点以下带正电),药物先与负电胶体阿拉伯胶混合制成混悬液或乳剂,负电胶体为连续相,药物(囊心物质)为分散相,在 40~60℃温度下与等量的明胶溶液混合(此时明胶带负电或基本上带负电),然后用稀酸逐步调节 pH 至 4.5 以下,使明胶全部带正电荷,与带负电荷的阿拉伯胶凝聚而包裹药物,制成 30~80μm 的微囊。

单凝聚法就是在包囊材料中含有一种胶体材料,加入一种亲水电解质,使胶体凝聚包裹药物而成微囊。

【实验仪器与设备、材料及试剂】

1. 仪器与设备　抽滤装置、显微镜、研钵、烧杯、pH 试纸、水浴装置、磁力加热搅拌器、离心机、烘箱、20 目标准药筛、脱脂棉等。

2. 材料及试剂　鱼肝油、阿拉伯胶、明胶、A 型明胶、非那西丁、邻苯二甲酸醋酸纤维素、大蒜油、10% 生淀粉混悬液、4% 磷酸氢二钠溶液、5% 乙酸溶液、37% 甲醛溶液、20% 氢氧化钠溶液、40% 硫酸钠溶液、纯化水、1% 乙酸溶液、氯化钡试液、10% 乙酸溶液、5% 氢氧化钠溶液、干淀粉等。

【处方及制法】

1. 鱼肝油明胶-阿拉伯胶复凝聚微囊

处方:

鱼肝油	3g	阿拉伯胶	3g
A 型明胶	3g	5% 乙酸溶液	适量

| 37% 甲醛溶液 | 3ml | 20% 氢氧化钠溶液 | 适量 |
| 纯化水 | 适量 | | |

制法:

乳液的制备:称取 3g 阿拉伯胶与 3g 鱼肝油,于干燥研钵内混合,然后加 6ml 纯化水,迅速朝同一方向研磨至初乳形成,再加 54ml 纯化水。

另取明胶 3g,加纯化水 60ml 使其溶胀后,温热溶解,与上述乳液混合置于 500ml 烧杯中,于 50℃水浴中搅拌,滴加 5% 乙酸溶液适量,于显微镜下观察,至微囊形成,再加入预热至 30℃左右的纯化水 240ml,取出烧杯用水浴冷却搅拌至 10℃以下,加 37% 甲醛溶液 3ml 搅拌 15min,用 20% 氢氧化钠溶液调 pH 至 8~9,继续搅拌冷却 1h,过滤,用纯化水洗至无甲醛味,pH 呈中性,抽干,即得。

2. 非那西丁邻苯二甲酸醋酸纤维素单凝聚微囊

处方:

非那西丁	1g	邻苯二甲酸醋酸纤维素	1g
4% 磷酸氢二钠溶液	120ml	40% 硫酸钠溶液	适量
1% 乙酸溶液	150ml	纯化水	适量

制法:

取邻苯二甲酸醋酸纤维素 1g 加 4% 磷酸氢二钠溶液 120ml 搅拌溶解,溶液与 1g 非那西丁一起研磨,然后置于 65℃水浴中搅拌,滴加 40% 硫酸钠溶液适量,以显微镜观察至成囊为止,如微囊形状不圆,分散不好,可升温至 70℃,加适量的纯化水,搅拌至囊形有所改善,立即加入 150ml 1% 乙酸溶液,取出于室温搅拌至冷,过滤,用 1% 乙酸溶液洗至无 SO_4^{2-}(氯化钡试液不显浑浊)为止,抽干,即得。

3. 大蒜油明胶-阿拉伯胶复凝聚微囊

处方:

大蒜油	1g	阿拉伯胶	0.5g
3% 阿拉伯胶液	34.0ml	干淀粉	适量
5% 氢氧化钠溶液	适量	3% 明胶液	40.0ml
37% 甲醛溶液	适量	10% 生淀粉混悬液	4ml
纯化水	适量	10% 乙酸溶液	适量

制法:

胶液配制:取阿拉伯胶 1.5g,加水 50ml。冷浸片刻,置 70℃左右水浴中,不断搅拌溶解,以脱脂棉滤过,得 3% 阿拉伯胶液,备用。另取 A 型明胶 1.5g。加纯化水 50ml,浸泡片刻,水浴加热使溶,得 3% 明胶液。

乳化:取阿拉伯胶 0.5g,置研钵中,加大蒜油 1g,研磨均匀,再加纯化水 1g,急速顺一个方向研磨,制成初乳,然后逐渐加入 3% 阿拉伯胶液 34ml,边加边研磨使成均匀的乳剂。显微镜下微滴呈圆球形均匀分散。

包裹:将大蒜油乳剂转移至 250ml 烧杯中,置于磁力加热搅拌器上,边加热边搅拌，待温度升至45℃时。缓缓加入3%明胶液（预热至45℃）40ml，在43～45℃继续搅拌，并用10%乙酸溶液调pH至4.1～4.3，显微镜下观察，可见乳粒外包有凝聚的膜层。

稀释：于上述烧杯中加入40℃左右的纯化水150ml，继续搅拌，显微镜下观察微囊形状较为圆整。

冻结：待温度降至30℃以下时移至冰水浴，冷凝（继续搅拌至10℃以下）。

固化：于上述微囊液中加入37%甲醛溶液1ml，继续搅拌20min，使微囊固化，再用5%氢氧化钠溶液调pH至7.0～7.5。使凝聚网状结构空隙缩小，再搅拌30min，显微镜观察并测定大小。

分散：加入10%生淀粉混悬液4ml，使淀粉分散在微囊间形成一隔离层。于10℃左右再搅拌数分钟。

干燥：上述制成的微囊，离心分离。洗涤，尽量除去水分，加入6%左右干淀粉以20目标准药筛制颗粒。60℃干燥，称重，计算收率。

【质量检查】 微囊的质量检查项目包括载药量、包封率、形态、粒径及其分布、突释效应或渗透率、残留有机溶剂的限度等。本实验中做形态和粒径大小的质量检查。

【结果与讨论】

1. 显微测量 微囊平均直径为_____μm。

2. 绘图 各阶段微囊图。

3. 计算收率 湿囊重量_____；加干淀粉量_____；干燥微囊重量_____；收率_____。

【思考题】

1. 从成囊原理及条件，对囊心物的要求和囊材固化方法等方面试比较单凝聚法和复凝聚法。

2. 影响囊粒大小和形状的因素有哪些？如何控制？

3. 通过实验，你认为单凝聚法和复凝聚法成囊的关键是什么？

（赛 那）

实验十五 布洛芬微丸的制备

【实验目的】

1. 掌握挤出滚圆法制备布洛芬微丸的方法与工艺。

2. 熟悉微丸处方及影响微丸质量的因素。

【实验原理】 微丸（pellet）是指药物和辅料构成的直径小于2.5mm的球形或类球形固体剂型，可装入胶囊，压制成片，也可进行包衣，制成肠溶制剂、缓释或控释制剂。微丸属于多单元型给药系统，较少受胃排空速度影响，具有分散面积大、血药浓度较平稳、生物利用度高等优点。

微丸的制备方法有包衣锅制备、离心造粒法、流化床制备法及挤出滚圆法。挤出滚圆法具有生产能力大，工业自动化程度高，成品收率高，所制备的微丸粒径分布窄、圆整度好、含量均匀等优点，是目前应用最为广泛的一种制丸方法。

挤出机的核心部件为螺旋杆和网孔板，螺旋杆提供挤出动力，网孔板可调节挤出物的直径。工作时，螺旋杆带动湿性物料向前移动，并挤压物料通过筛板，压挤成圆柱形条状挤出物。将挤出物放入滚圆机转盘上，高速旋转时，挤出物被破断齿切成长度相等的短圆柱状颗粒。在转盘离心力，颗粒与齿盘、筒壁及颗粒之间摩擦力的综合作用下，所有颗粒处于三维螺旋滚动中，形成均匀的搓揉作用，最终使颗粒迅速滚圆成球。

【实验仪器与设备、材料及试剂】

1. 仪器与设备　CGC-350 离心造粒滚圆转置、烘箱、振荡筛、电子天平、标准药筛、表面皿、漏斗、玻璃板、脆碎度测定仪、溶出度测定仪、C_{18} 色谱柱、高效液相色谱仪、容量瓶等。

2. 材料及试剂　布洛芬、布洛芬对照品、微晶纤维素、0.5% 羟丙甲纤维素溶液、纯化水、磷酸盐缓冲液（pH7.2）、乙酸钠缓冲液、乙腈、甲醇等。

【处方及制法】

处方：

布洛芬	5g	微晶纤维素	75g
0.5% 羟丙甲纤维素溶液	适量	制成	80g

制法：

（1）称取处方量布洛芬和微晶纤维素，采用等量递加法混合，然后过 100 目标准药筛使混合均匀，加适量 0.5% 羟丙甲纤维素溶液制备软材。

（2）开启仪器，设置挤出速度为 30r/min，将软材放入挤出机，经挤出机筛板（孔径 1.0mm）挤成长条状；条状物置于滚圆机内，设置滚圆转速 900r/min，滚圆时间 3min。滚圆结束后，出料，50℃干燥 2h，筛分 18～24 目微丸，即得。

【质量检查】

1. 流动性　采用固定圆锥底法测定休止角。调节漏斗高度及表面皿位置，然后取一定量微丸倒入漏斗，待流出完毕后，测量圆锥体高度，用公式 $\tan\theta=$ 圆锥体高度/表面皿半径，计算休止角，应小于 25°。

2. 圆整度　微丸圆整度用平面临界角评价，角度越小，表明微丸圆整度越好。测量方式如下：取适量微丸置于玻璃板上，缓慢抬起玻璃板一侧，待超过 70% 微丸开始滚动时，测定此时玻璃板与水平面夹角，即为平面临界角，应小于 20°。

3. 脆碎度　取一定量微丸称重后放入脆碎度测定仪，转动 100 圈后取出，去除表面细粉，精密称重，计算减失重量，减失重量应不超过 1%。

4. 溶出度测定　将所得布洛芬微丸装入胶囊，按溶出度测定第一法（篮法）

进行体外溶出度试验。溶出条件：磷酸盐缓冲液（pH 7.2）900ml 为溶出介质，转速为 100r/min，温度（37±0.5）℃，30min 取样过滤，续滤液作为供试品溶液。按高效液相色谱法测定，按外标法以峰面积计算，溶出度应大于标示量的 75%。

色谱条件：C_{18} 色谱柱；流动相为乙酸钠缓冲液（乙酸钠 6.13g，加水 750ml 溶解，冰醋酸调节 pH 至 2.5）-乙腈（40：60）；检测波长为 263nm，进样量为 20μl。

对照品溶液：取布洛芬对照品 10mg，精密称定，以甲醇溶解并定容至 50ml 容量瓶中。

【注意事项】

1. 羟丙甲纤维素属于高分子材料，溶解时首先要经过溶胀过程，耗时较长，需提前配制，最好放置过夜。

2. 挤出机与滚圆机工作时，严禁身体任何部位进入机器。

【结果与讨论】　请将实验结果填入表 1-15-1 并讨论。

表 1-15-1　微丸实验结果

	休止角	平面临界角	脆碎度	溶出度	是否合格
布洛芬微丸					

【思考题】

1. 微丸在应用中的特点是什么？有哪些制备方法？

2. 挤出滚圆法制备微丸时，影响微丸成型性的因素有哪些？

3. 软材是微丸制备成功与否的关键，怎样判断软材是否合适？

（王　金）

实验十六　微球的制备

【实验目的】

1. 掌握喷雾干燥法制备微球的工艺流程和操作方法。

2. 掌握微球载药量的测定方法。

3. 熟悉微球的常用载体材料。

【实验原理】　微球（microsphere）是指将药物溶解或分散在高分子材料基质中形成的骨架型（亦称基质型）微小球状实体，一般制备成混悬剂供注射或口服给药。微球粒径范围一般为 1～500μm。药物制备成微球后，往往具备较好的缓释作用和一定的靶向作用。

根据制备微球的载体材料，微球主要分为天然高分子微球和合成聚合物微球，前者如淀粉微球、白蛋白微球、明胶微球、壳聚糖微球等，后者如聚乳酸微球。

根据载药材料的性质、微球释药性能及临床给药途径可选择不同的微球制备方法。目前，微球制剂常用的制备方法有乳化-化学交联法、乳化-加热固化法、乳化-溶剂蒸发法、喷雾干燥法4种。乳化-化学交联法是利用带有氨基的高分子材料易和其他化合物相应的活性基团发生反应的特点，交联制得微球。这些高分子材料包括明胶、淀粉、壳聚糖等。乳化-加热固化法利用蛋白质遇热变性的性质制备微球，将含药白蛋白水溶液缓慢滴入油相中乳化，再将乳浊液滴入已经预热至120～180℃的油中，搅拌固化、分离、洗涤，即得微球。乳化-溶剂蒸发法（又称液中干燥法）是将不相混溶的两相通过机械搅拌或超声乳化方式制成乳剂，内相溶剂挥发除去，成球材料析出，固化成微球，常用于聚乳酸（PLA）、聚乳酸-羟基乙酸共聚物（PLGA）等聚羟基酸类微球的制备。喷雾干燥法以白蛋白为材料，将药物分散在载药材料的溶液中，再用喷雾法将此混合物喷入热气流中，使液滴干燥固化得到微球。此法已成功用于白蛋白微球的制备，方法简便快捷，药物几乎全部包裹于微球中，是目前微球制备工业化最有希望的途径之一。

微球的质量评价包括形态及粒径、载药量、释药速率等。其中

载药量（%）=（微球中的药物含量/微球重量）×100%

【实验仪器与设备、材料及试剂】

1. 仪器与设备　喷雾干燥机、真空压缩泵、蠕动泵、电热套、天平、烧杯、药匙、玻璃棒等。

2. 材料及试剂　盐酸二甲双胍、黄连素、聚丙烯酸树脂（Eudragit，尤特奇L100、尤特奇S100）、十八醇、蓖麻油、95%乙醇溶液等。

【处方及制法】

1.二甲双胍微球

处方：

盐酸二甲双胍	1.67g	尤特奇L100	5g
十八醇	0.3g	蓖麻油	0.6g
95%乙醇溶液	适量		

制法：

量取适量的95%乙醇溶液，置于烧杯中。加热至60℃左右，按处方比例称取尤特奇L100，用药匙慢慢加入烧杯中，同时用玻璃棒缓慢搅拌，使其溶解（该过程需要缓慢进行，否则尤特奇L100会在乙醇中形成一层难溶硬膜），待完全溶解后，加入处方量盐酸二甲双胍，待溶解后加入处方量的十八醇和蓖麻油，充分混匀后，预热喷雾干燥机，喷雾干燥条件为进风温度145℃，出风温度80℃，喷雾压力0.5MPa，调节蠕动泵进料速度为10ml/min，待所有参数稳定后，开启蠕动泵，通过机器外窗可观察喷头的分散状态，实时调整参数，待喷雾结束3min后关闭风机，随后关闭其他模块，关闭电源后，拆下收集瓶，即得。实验结束后，用适量95%乙醇溶液清洗相关仪器设备。

2. 黄连素微球

处方：

黄连素	1.0g	尤特奇 S100	5.5g
十八醇	0.4g	蓖麻油	0.6g
95% 乙醇溶液	适量		

制法：

量取适量的 95% 乙醇溶液，置于烧杯中。加热至 60℃ 左右，按处方比例称取尤特奇 S100，一边用药匙慢慢加入烧杯中，一边用玻璃棒缓慢搅拌，使其溶解，待完全溶解后，加入处方量黄连素，待溶解后加入处方量的十八醇和蓖麻油，充分混匀后，预热喷雾干燥机，喷雾干燥条件为进风温度 165℃，出风温度 80℃，喷雾压力 0.45MPa，调节蠕动泵进料速度为 8ml/min，待所有参数稳定后，开启蠕动泵，通过机器外窗可观察喷头的分散状态，实时调整参数，待喷雾结束 3min 后关闭风机，随后关闭其他模块，关闭电源后，拆下收集瓶，即得。实验结束后，用适量 95% 乙醇溶液清洗相关仪器设备。

【质量检查】　依照微粒制剂的质量检查项目检查。

【结果与讨论】　计算微球收率，填入表 1-16-1 并讨论。

收率是指通过喷雾干燥工艺制得的微球占投料量的重量百分比，收率越高，表明工艺损耗越少。

$$收率(\pm\%)=\frac{收集瓶内获得微球重量}{处方重量}\times100\%$$

表 1-16-1　微球收率

	二甲双胍微球	黄连素微球
收集微球重量（g）		
处方重量（g）		
收率（%）		

【思考题】

1. 影响微球收率的因素有哪些？

2. 微球的常用载体材料有哪些？常用什么方法制备微球？

3. 微球与微囊、纳米球的区别有哪些？

（祖　文）

实验十七　固体分散体的制备

【实验目的】

1. 掌握热熔挤出法制备固体分散体的工艺流程和操作。

2. 了解固体分散体常用的载体材料。

【实验原理】　固体分散体也称为固体分散物（solid dispersion），是药物与载体形成的以固体形式存在的分散系统。固体分散体具有以下优点：①提高水难溶性药物的生物利用度；②控制药物释放；③提高药物稳定性；④掩盖药物的不良气味和刺激性；⑤使液体药物固体化。药物制备成固体分散体后可根据需要再制成适宜剂型，如胶囊剂、片剂、软膏剂、栓剂、滴丸剂等。

固体分散体的载体材料可分为水溶性、难溶性和肠溶性三大类。常用的水溶性载体材料有聚乙二醇（PEG）、聚乙烯吡咯烷酮（PVP）、泊洛沙姆 188（pluronic F68）等，多用于制备速释型固体分散体。难溶性载体是制备缓释型固体分散体的常用材料，包括乙基纤维素（EC）、含季铵基团的聚丙烯酸树脂（E、RL、RS 等）、棕榈酸甘油酯、巴西棕榈蜡等。肠溶性载体一般选用醋酸纤维素酞酸酯（CAP）、羟丙甲纤维素邻苯二甲酸酯（HPMCP）、聚丙烯酸树脂（L、S）等。载体材料在使用时可根据制备目的选择单一载体或混合使用载体。

固体分散体的制备方法有熔融法、溶剂法、溶剂-熔融法、研磨法、溶剂喷雾干燥法或冷冻干燥法等。其中，熔融法是指将载体加热至熔融后加入药物搅匀，迅速冷却成固体，再将该固体在一定温度下放置使成为易碎物，适用于熔点较低的载体材料，如聚乙二醇类。溶剂法又称共沉淀法，是将药物与载体共同溶解于有机溶剂中，再蒸去溶剂，使药物与载体材料同时析出，经干燥得到固体分散体，适合于易溶于有机溶剂、熔点较高的载体材料，如 PVP、EC。热熔挤出技术是利用挤出机将药物均匀分散于聚合物载体中的连续工艺，该药物传递技术涉及多学科交叉实践，具有较多优点。

【实验仪器与设备、材料及试剂】

1. 仪器与设备　热熔挤出机、差示扫描量热仪（DSC）、X 射线衍射仪、电子天平、烧杯、药匙等。

2. 材料及试剂　布洛芬、姜黄素、聚乙二醇 6000、聚维酮 K30 等。

【处方及制法】

1. 姜黄素固体分散体

处方：

	1	2
姜黄素	2g	2g
聚乙二醇 6000	2g	6g

制法：

称取处方量的聚乙二醇 6000，置于烧杯中，加入处方量的姜黄素，用药匙将载体与药物搅拌均匀。设置热熔挤出机参数，调整螺杆直径为 15mm，螺杆槽深 3.3mm，转动功率为 0.75kW，螺杆转速为 400r/min，扭矩为 5N/m，口模设置 2mm，进样量设置对应投料量，按下第一区和机头的按钮，设置螺杆区预热温度为 125℃并开启，调节冷却单元工作正常，主机启动后电机缓缓加速，带动螺杆旋转，由上料斗缓缓加入载体与药物混合后的物料，进入螺杆区进料段，记录时间，在模口处收集样品。

2. 布洛芬固体分散体

处方：　　　　　　　　1　　　　　　　　2

　　布洛芬　　　　　1.5g　　　　　　1.5g

　　聚维酮 K30　　　2.5g　　　　　　4.5g

制法：

称取处方量的聚维酮 K30，置于烧杯中，加入处方量的布洛芬原料，用药匙将载体与药物搅拌均匀，调整螺杆直径为 15mm，螺杆槽深 3.3mm，转动功率为 0.75kW，螺杆转速为 600r/min，扭矩为 5N/m，模口设置 2mm，进样量设置对应投料量，按下第一区和机头的按钮，设置螺杆区预热温度为 110℃并开启，调节冷却单元工作正常，主机启动后电机缓缓加速，带动螺杆旋转，由上料斗缓缓加入载体与药物混合后的物料，进入螺杆区进料段，记录时间，在模口处收集样品。

【质量检查】

1. 测试样品的制备　分别收集上述制备的姜黄素与布洛芬固体分散体 4 个处方样品。

2. 差示扫描量热仪（DSC）分析　分别按以下条件对 4 个样品进行 DSC 分析。工作条件：升温范围为 40～240℃；升温速率为 10℃/min，参比物为空铝坩埚；气氛为氮气（质量分数为 99.99%）。

3. X 射线衍射分析　分别按以下条件对 4 个样品进行 X 射线衍射分析。工作条件如下：Cu 靶/石墨单色器，管压为 36V，管流为 20mA，步宽为 0.01°，扫描速度为 2°/min，采样时间为 1s，扫描范围为 5°～40°。

【结果与讨论】　结果填入表 1-17-1 并讨论。

表 1-17-1　固体分散体质量检查

项目	姜黄素处方 1	姜黄素处方 2	布洛芬处方 1	布洛芬处方 2
外观形状及计收率				
DSC 图谱及确定物相				
X 射线衍射图谱及确定物相				

【思考题】

1. 固体分散体可分为几种？提高难溶性药物生物利用度的方法有哪些？

2. 药物与载体的比例是否会对固体分散体的形成产生影响？为什么？

3. 热熔挤出技术的影响因素有哪些？

（祖　文）

实验十八　脂质体的制备及包封率的测定

【实验目的】

1. 掌握脂质体的形成原理、作用特点及薄膜分散法制备脂质体的工艺。

2. 掌握用阳离子交换树脂法测定脂质体包封率的方法。

3. 了解制剂新技术在传统药物剂型研究方面的新进展。

【实验原理】 脂质体（liposome）是一种类似细胞质膜的人工生物膜，由磷脂、胆固醇和附加剂分散在水中，形成内部含一定量水，完全由单层或多层同心（或非同心）磷脂双分子层包裹的人工囊泡。

磷脂分子结构中有两条较长的疏水烃链（非极性尾部）和一个亲水磷酸基团（极性头部），将适量的磷脂加入水中或缓冲溶液中，磷脂分子定向排列，其亲水基团面向两侧的水相，疏水的烃链彼此相对缔和成为双分子层，构成脂质体。用于制备脂质体的磷脂有天然磷脂，如豆磷脂、蛋黄卵磷脂等；合成磷脂，如二棕榈酰磷脂酰胆碱、二硬脂酰磷脂酰胆碱等。胆固醇也是两亲性物质，与磷脂混合使用，可制得稳定的脂质体，其作用是调节双分子层的流动性，降低脂质体膜的通透性。其他附加剂有十八胺、磷脂酸等，这两种附加剂能改变脂质体表面的电荷性质。

脂质体按基本结构和类型可分为单层脂质体和多层脂质体。单层脂质体（即单室脂质体）是含有单层双分子层磷脂膜的囊泡，单层脂质体又分为小单层脂质体（粒径＜100nm）、大单层脂质体（粒径＞100nm）和巨大单层脂质体（粒径＞1000nm）。多层脂质体是含有多层双分子层磷脂膜的囊泡（粒径100～1000nm）。多室脂质体是含有多个单层脂质体的囊泡（粒径＞1000nm）。

在制备含药脂质体时，根据药物装载的机制不同，可分为主动载药与被动载药两大类。主动载药，是先制备梯度空白脂质体，再利用脂质体内外水相的不同离子或化合物梯度进行载药，主要有 K^+-Na^+ 梯度和 H^+ 梯度（即 pH 梯度）等。传统上人们采用最多的方法为被动载药法，即先将水溶性药物溶于水相或脂溶性药物溶于有机相，然后按所选择的方法制备含药脂质体，被动载药法的共同特点是在载药过程中脂质体的内外水相和双分子层中的药物浓度基本一致，决定其包封率的因素主要有药物与磷脂膜的作用力、膜材的组成、脂质体内外水相的体积、脂质体的数目和药脂（药物与磷脂膜材）的比例。被动载药法较适用于具有脂溶性且与磷脂膜亲和力高的药物脂质体的制备。

脂质体的制法有多种，如薄膜分散法、乙醚注入法、乙醇注入法、逆向蒸发法、冷冻干燥法、熔融法，应根据药物的性质或需要进行选择。经典的脂质体制备方法是薄膜分散法：将磷脂胆固醇等膜材溶于适量的有机溶剂（可溶解脂溶性药物），减压旋转蒸发除去溶剂，使膜材在器壁形成薄膜，加入水或缓冲液（可溶解水溶性药物），进行振摇，形成多层脂质体，超声后得到小单层脂质体。这是一种经典的制备方法，操作简便，脂质体结构典型，但包封率较低。

评价脂质体质量的考察指标主要包括形态、粒径分布、表面电性、泄漏率、包封率和载药量等。其中包封率是脂质体的关键质量指标，即包封在脂质双分子层中的药物含量占总投药量的百分比，能反映脂质体中药物包封程度的高低，以指导制备工艺的改进。包封率测定的关键是将包封药物和未包封的游离药物进行分离，然后通过光谱、色谱等分析检测方法测定包封药物或游离药物的浓度。常用的脂质体包封率测定方法有超速离心法、离心法、葡聚糖凝胶柱法、微柱离心法、透析与反透析法、鱼精蛋白凝聚法、荧光法、分子筛法等。

本实验采用阳离子交换树脂法测定脂质体的包封率，即通过离子交换作用，将荷正电的未包进脂质体中的药物（即游离药物，如本实验中游离的黄连素）被阳离子交换树脂吸附除去，而包封于脂质体中的药物不能被树脂吸附，而使两者分离，分别测定药物含量后，即可计算其包封率。

包封率（%）= 系统中包封的药量/系统中包封与未包封的总药量 ×100%

包封率不得小于 80%。

【实验仪器与设备、材料及试剂】

1. 仪器与设备　旋转蒸发仪、圆底烧瓶、烧杯、容量瓶、量筒、移液管、5ml针筒注射器、微量注射器（100μl）、0.8μm 微孔滤膜、电子天平、恒温水浴锅、磁力搅拌器、光学显微镜、紫外-可见分光光度计、碎瓷片、阳离子交换树脂、玻璃棉（或多孔垫片）等。

2. 材料及试剂　黄连素、注射用大豆磷脂、胆固醇、无水乙醇、95% 乙醇溶液、磷酸氢二钠、磷酸二氢钠、732 型阳离子交换树脂、纯化水等。

【处方及制法】

1. 空白脂质体的制备

处方：

注射用大豆磷脂	0.9g	胆固醇	0.3g
无水乙醇	适量	磷酸盐缓冲液	适量
纯化水	适量　制成	30ml 脂质体混悬液	

制法：

（1）磷酸盐缓冲液（PBS）的配制：称取磷酸氢二钠（$Na_2HPO_4 \cdot 12H_2O$）0.37g 与磷酸二氢钠（$NaH_2PO_4 \cdot 12H_2O$）2.0g，加纯化水适量，溶解并稀释成1000ml（pH 约为 5.7）。

（2）称取处方量注射用大豆磷脂、胆固醇于 50ml 圆底烧瓶中，加无水乙醇 1～2ml，置于 45℃水浴中，搅拌使溶解，减压旋转蒸发使溶液在杯壁上成膜，除去乙醇。

（3）另取磷酸盐缓冲溶液 30ml 于圆底烧瓶中，加入少量碎瓷片同置于 60℃水浴中 1.5h，保温，待用。

（4）取预热的磷酸盐缓冲溶液 30ml，加至含有磷脂和胆固醇脂质膜的圆底烧瓶中，60℃水浴中搅拌水化 10min。随后将圆底烧瓶置于磁力搅拌器上，室温，搅拌 30～60min，如果溶液体积减少，可补加纯化水至 30ml，混匀即得。

（5）取样，在油镜下观察脂质体的形态，画出所见脂质体结构，记录脂质体的最大粒径和最多粒径；随后将所得的脂质体溶液以 0.8μm 微孔滤膜过滤两遍，并进行整粒，再于油镜下观察脂质体的形态，画出所见脂质体结构，记录脂质体的最多粒径和最大粒径。

2. 被动载药法制备黄连素脂质体

处方：

注射用大豆磷脂	0.9g	胆固醇	0.3g
无水乙醇	适量	1mg/ml 黄连素溶液	适量
制成		30ml 脂质体混悬液	

制法：

（1）黄连素溶液的配制：称取适量的黄连素，用磷酸盐缓冲溶液配成 1mg/ml 和 3mg/ml 的两种浓度的溶液。

（2）黄连素脂质体的制备：按处方称取注射用大豆磷脂、胆固醇置 50ml 烧杯中，加无水乙醇 1～2ml，余下操作除将磷酸盐缓冲溶液换成黄连素溶液外，同"空白脂质体制备"，即为"被动载药"法制备的黄连素脂质体。

3. 形态观察及粒径测定　取少量脂质体混悬液，在油镜下观察脂质体的形态，画出脂质体结构，记录脂质体的最大粒径和最多粒径；将所得脂质体液体通过 0.8μm 微孔滤膜过滤两遍，进行整粒，再于油镜下观察脂质体形态，画出镜下脂质体结构，记录脂质体最大粒径和最多粒径。

4. 黄连素脂质体包封率的测定

（1）阳离子交换树脂分离柱的制备：取已处理好的阳离子交换树脂适量，装于底部已垫有少量玻璃棉（或多孔垫片）的 5ml 针筒注射器筒中（总量约 4ml 刻度处），加入磷酸盐缓冲液水化过的阳离子交换树脂，自然滴尽磷酸盐缓冲液，即得。

（2）柱分离度的考察

1）黄连素与空白脂质体混合液的制备：精密量取 3mg/ml 黄连素溶液 0.5ml，置小试管中，加入 1.0ml 空白脂质体，混匀，即得。

2）空白溶剂的配制：取 95% 乙醇溶液 30.0ml，置 50ml 容量瓶中，加磷酸盐缓冲液至刻度，摇匀，即得。

3）对照溶液的制备：取 1）中制得的混合液 0.1ml 置 10ml 容量瓶中，加入 95% 乙醇溶液 6ml，振摇使之溶解，再加磷酸盐缓冲液至刻度，摇匀，过滤，弃去初滤液，取续滤液 4.0ml 于 10ml 容量瓶中，加 2）项中的空白溶剂至刻度，摇匀，即得。

4）样品溶液的制备：取 1）中制得的混合液 0.1ml 至分离柱顶部，待柱顶部的液体消失后，放置 5min，仔细加入磷酸盐缓冲液（注意不能将柱顶部离子交换树脂冲散），进行洗脱（需 2～3ml 磷酸盐缓冲液），同时收集洗脱液于 10ml 容量瓶中，加入 95% 乙醇溶液 6.0ml，振摇使之溶解，再加磷酸盐缓冲液至刻度，摇匀，过滤，弃取初滤液，取续滤液为样品溶液。

5）吸光度的测定：以空白溶剂为对照，在 345nm 波长处分别测定样品溶液与对照溶液的吸光度，计算柱分离度。分离度要求大于 0.95。

$$柱分离度 =1-[A_{样}/(A_{对}×2.5)]$$

式中，$A_样$为样品溶液的吸光度；$A_对$为对照溶液的吸光度；2.5 为对照溶液的稀释倍数。

（3）包封率的测定：精密量取黄连素脂质体 0.1ml 两份，一份置 10ml 容量瓶中，按柱分离度考察项下 3）进行操作；另一份置于分离柱顶部，按"柱分离度考察"项下 4）进行操作，所得溶液于 345nm 波长处测定吸光度，按下式计算包封率。

$$包封率（\%）=（A_l/A_t）\times100\%$$

式中，A_l为通过分离柱后收集脂质体中黄连素的吸光度；A_t为黄连素脂质体中总的吸光度。

【质量检查】 脂质体属于微粒制剂，质量检查依照微粒制剂的质量检查项下内容。

【注意事项】

1. 在整个实验过程中禁止用火。

2. 注射用大豆磷脂和胆固醇的乙醇溶液应澄清，不能在水浴中放置过长时间。

3. 注射用大豆磷脂、胆固醇形成的薄膜应尽量薄，宜使用较大的圆底烧瓶。

4. 60～65℃水浴中搅拌水化 10min 时，加入碎瓷片水化更完全，一定要充分保证所有脂质体水化。不得存在脂质块。

【结果与讨论】

1. 绘制并描述显微镜下脂质体的形态图，从形态上看，脂质体、乳剂及微囊有何差别？

2. 记录显微镜下可测定的脂质体最大粒径和最多粒径。

3. 计算柱分离度与包封率。

4. 讨论黄连素的片剂、注射液、脂质体的用药途径，新制剂技术在传统中药的现代化制剂中的应用优势与前景。

【思考题】

1. 简述以脂质体作为药物载体的特点。请讨论影响脂质体形成的因素。

2. 影响脂质体包封率的因素有哪些？

3. 现有脂质体包封率测定方法的原理是什么？

4. 根据药物水溶性、脂溶性不同，如何选择合适的包封率测定方法呢？本文所用的方法与"分子筛法""超速离心法"相比，有何优缺点？

5. 本实验方案还有哪些方面有待改进？

6. 请试着设计一个脂质体制备的实验方案。

（李瑞娟）

实验十九　陈皮挥发油包合物的制备及其物性验证

【实验目的】

1. 掌握饱和水溶液法制备陈皮挥发油包合物的制备工艺。

2. 掌握包合物的验证方法。

3. 了解中药传统剂型与现代制剂新技术之间的相互渗透。

【实验原理】

1. 包合物及其特点

（1）包合技术：系指一种分子被包合于另一种分子的空穴结构内，形成包合物的技术。包合物（inclusion compound）由主分子和客分子组成。包合物中主分子具有较大的空穴结构，其空穴足以将客分子容纳其中，形成分子囊即包合物。根据主分子的构成，包合物可分为单分子包合物、多分子包合物和大分子包合物；根据主分子空穴的形状又分为管形包合物、笼形包合物和层状包合物。

（2）包合物的特点：药物作为客分子经包合后，难溶性药物的溶解度增大，药物的稳定性增加，药物的生物利用度提高，还可使液体药物固态化，防止挥发性成分的挥发，掩盖药物不良嗅味，调节释放速率，降低药物的刺激性与不良反应等。

2. 包合材料　包合材料有很多，包括环糊精、胆酸、淀粉、纤维素、蛋白质、核酸等。制剂中常用的材料为环糊精（cyclodextrin，CD）及其衍生物。

环糊精为水溶性、非还原性的白色结晶性粉末。常见有 α、β、γ 三种类型，其中以 β-环糊精（β-CD）最为常用，它在水中的溶解度最小，易从水中析出结晶，随着温度升高溶解度逐渐增大，经动物试验证明 β-CD 毒性很低，可作为碳水化合物被人体吸收。

环糊精衍生物，主要是对 β-CD 的分子结构进行修饰，将甲基、乙基、羟乙基、羟丙基、葡萄糖基等基团引入 β-CD 分子中，使其理化性质随之改变，包括水溶性环糊精衍生物和疏水性环糊精衍生物。

3. 包合物的制备　包合制备方法有饱和水溶液法、研磨法、喷雾干燥法、冷冻干燥法及中和法等。其中以饱和水溶液法（亦称重结晶法或共沉淀法）最为常用。饱和水溶液法：将 β-CD 配制成饱和水溶液，随后加入药物充分混合，难溶性药物可用少量有机溶剂溶解后与 β-CD 饱和水溶液混合。药物与 β-CD 形成包合物后析出，水中溶解度大的药物，其包合物仍可部分溶解，可加入有机溶剂，促使包合物析出，将析出的包合物过滤分离，根据药物性质选用适当的溶剂洗净、干燥即得。

本实验以 β-CD 为主分子，陈皮挥发油为客分子，陈皮挥发油具有较强的挥发性，制成包合物后，可使陈皮挥发油减少挥发，液态油变成固体粉末，便于配方，还具有一定的缓释作用。

【实验仪器与设备、材料及试剂】

1. 仪器与设备　挥发油提取器、抽滤装置、玻璃板、薄层色谱紫外灯、恒温磁力搅拌器、冰箱、电子天平、烧杯、容量瓶、移液管、干燥箱等。

2. 材料及试剂　陈皮、β-CD、无水乙醇、无水硫酸钠、石油醚、乙酸乙酯、纯化水、硅胶 G、羧甲基纤维素钠、香草醛、浓硫酸等。

【处方及制法】

1. 陈皮挥发油-β-CD 包合物的制备

处方:

陈皮挥发油	1ml	β-CD	8g
无水乙醇	适量	纯化水	100ml

制法:

(1)陈皮挥发油的制备:取陈皮粉碎成中等粉末 200g,加入 10 倍量纯化水,浸泡过夜,按照《中国药典》2020 年版附录经挥发油制备方法甲法,以挥发油提取器提取 3.0h,用无水硫酸钠脱水后,得淡棕黄色油状液体,即得陈皮挥发油,备用。

(2)陈皮挥发油乙醇溶液的制备:精密吸取陈皮挥发油 1ml,置 5ml 容量瓶中,加无水乙醇溶解,并定容至刻度,备用。

(3)β-CD 饱和水溶液的制备:称取 β-CD 8g,置烧杯中,加纯化水 100ml,于(60±1)℃制成饱和水溶液,保温,备用。

(4)陈皮挥发油-β-CD 包合物的制备:β-CD 饱和水溶液 100ml 置烧杯中,60℃恒温充分搅拌,另精密吸取陈皮挥发油乙醇溶液 5ml,缓慢滴入到 60℃的 β-CD 饱和水溶液中,不断搅拌,并用 5ml 无水乙醇(分 3 次)洗涤移液管,同时将洗涤液滴入 β-CD 饱和溶液中。待溶液逐渐浑浊并有白色沉淀析出,继续搅拌 4h,停止加热,继续搅拌至室温,置冰箱中放置 12h,待沉淀析出完全后,抽滤,用无水乙醇 5ml 洗涤 3 次,抽滤至干,50℃以下干燥,称重,计算收率。

2. 包合物形成的验证方法

(1)薄层色谱法(TLC)

1)硅胶 G 板的制作:将 1 份固定相(硅胶 G)、3 份 0.5% 羧甲基纤维素钠的水溶液于研钵中向一方向研磨混合,去除表面的气泡后,倒入涂布器中,在玻璃板上平稳地移动斜面器进行涂布(厚度为 0.2~0.3mm),取下涂好薄层的玻璃板,置水平台上室温下晾干,110℃烘干 30min,立即置于干燥箱中备用。使用前检查其均匀度(可通过透射光和反射光检视)。

2)样品液的制备:陈皮挥发油样品液(A)的制备:精密吸取陈皮挥发油 500μl,加无水乙醇 9.5ml,溶解,即得。

陈皮挥发油-β-CD 包合物样品液(B)的制备:精密称取包合物适量(相当于含有 500μl 陈皮挥发油的量),加无水乙醇 9.5ml,振荡,取上清液,备用。

3)TLC 条件:用微量进样器分别精密吸取 A、B 各 10μl,点于同一硅胶 G 板上,以石油醚:乙酸乙酯(9:1)为展开剂,展开前将板置展开槽中饱和 10min,上行展开,展距 15cm,以 1% 香草醛浓硫酸溶液为显色剂,喷雾烘干显色。

绘制 TLC 图,说明包合前后的特征斑点与比移值(R_f 值)的情况,以此说明包合物形成。

（2）差示热分析法（DTA）

1）样品的制备：陈皮挥发油为样品 A，β-CD 为样品 B，包合物为样品 C，按包合物中挥发油含量的比例称取陈皮挥发油与 β-CD，制成陈皮挥发油与 β-CD 的物理混合物为样品 D。

2）DTA 条件：测定气为氮气，流速为 40ml/min，量程为 ±100μV，升温速度为 10℃/min，走纸速度为 600mm/h，对 A、B、C、D 四份样品进行测定。

绘制 DTA 图，比较包合前后与混合物的峰型与峰温，以此说明包合物形成。

3. 陈皮挥发油-β-CD 包合物中含油量的测定

（1）精密量取陈皮挥发油 1ml，置圆底烧瓶中，加纯化水 100ml，用挥发油测定法提取并计量。

（2）称取相当于 1ml 陈皮挥发油的包合物置圆底烧瓶中，加纯化水 100ml，按上述方法提取陈皮挥发油并计量。

根据所测数值，利用下述公式计算包合物的含油率、包合率及收率，填入表 1-19-1。

$$含油率 = \frac{包合物中实际含油量(g)}{包合物质量(g)} \times 100\%$$

$$包合率 = \frac{包合物中实际含油量(g)}{投油量(g)} \times 100\%$$

$$包合物收率 = \frac{包合物质量(g)}{环糊精质量(g) + 投油量(g)} \times 100\%$$

表 1-19-1 包合物的含油率、包合率及收率

	含油率（%）	包合率（%）	收率（%）
包合物			

【注意事项】

1. 陈皮挥发油提取过程中，陈皮应粉碎为中粉，不应粉碎过细，否则会导致挥发油过分散失，同时粉末过细，加水加热时易成糊状，容易引起焦化和暴沸。

2. 本实验采用饱和水溶液法制备包合物，主分子 β-CD 室温下溶解度较小，其溶解度随温度升高而显著增大，实验中选取在 60℃ 配制 β-CD 包合溶液，以增大 β-CD 溶液浓度，以利于包合。

3. 搅拌时间是影响包合的主要因素，因此实验中应充分搅拌，保证包合过程充分进行，以提高包合率。

【结果与讨论】 请详述以上实验结果，并讨论。

【思考题】

1. 以流程图的方式写出饱和水溶液法制备陈皮挥发油包合物的制备工艺。

2. 制备包合物的关键影响因素有哪些？应如何进行控制？

3. 包合物形成的验证方法有哪些？

4. 思考包合技术在中药制剂中的应用，以及包合技术对传统剂型的改进作用。

（刘　佳）

实验二十　氨茶碱缓释片的制备及释放

【实验目的】

1. 掌握缓释制剂的基本原理与设计方法。

2. 掌握骨架型缓释片制备工艺基本流程。

3. 掌握缓释制剂释放度的测定方法、释放曲线的绘制及释放规律的考察方法。

4. 熟悉缓控释制剂的优缺点，了解缓控释制剂的发展现状，探讨其发展方向。

【实验原理】　调释制剂（modified-release preparation），系指与普通制剂相比，通过技术手段调节药物的释放速率、释放部位或释放时间的一大类制剂。调释制剂可分为缓释、控释和迟释制剂等。

缓释制剂（sustained-release preparation），系指在规定的释放介质中，按要求缓慢地非恒速释放药物，与相应的普通制剂比较，给药频率减少一半或有所减少，能显著增加患者用药依从性的制剂。

控释制剂（controlled-release preparation）系指用药后能在较长时间内持续释放药物以达到长效目的的制剂。口服缓释制剂在人体胃肠道的转运时间一般可维持 8～12h，根据药物用量及药物的吸收代谢性质，其作用可达 12～24h，患者口服 1～2 次/天。

口服缓释制剂按剂型分类主要有片剂、颗粒剂、丸剂、胶囊剂等。其中，缓释片剂又分为骨架片、膜控片、渗透泵片等。缓释骨架片是药物和一种或多种骨架材料及其他辅料，通过制片工艺而成型的片状固体制剂。根据使用的骨架材料的不同，又可分为亲水性凝胶骨架片、溶蚀性骨架片和不溶性骨架片。不同类型的缓释骨架片通过不同的释放机制延长药物作用时间、减少服用次数。

缓释制剂改善药物的有效性和安全性，可减少普通剂型给药后血药浓度的峰谷比，具有降低药物不良反应的发生率、强度及减少给药频率等优点。

根据《中国药典》2020 年版四部 9013 "缓释、控释和迟释制剂指导原则"，口服缓释、控释和迟释制剂的质量控制研究项目主要包括性状、鉴别、释放度、重（装）量差异、含量均匀度、有关物质、微生物限度、含量测定等。缓释、控释和迟释制剂的评价主要包括体外释放度试验、体内试验和体内-体外相关性等。

缓释制剂体外释放度要求测定至少三个时间点，一般第一点的取样时间为

0.5～2h，用于考察药物是否有突释；第二点的累积释放量约为 50%，用于确定释药特性；最后取样点的累积释放量至少达 75%，用于考察药物释放是否基本完全。缓释片的释放度应达到第一点释放≤30%（0%～30%），第二点释放约 50%（45%～65%），第三点释放≥75%（75%～100%）。具体测定方法依照溶出度测定法进行，释放介质为人工胃液和人工肠液，有时也可用水或其他介质。在规定的取样时间点，吸取溶液适量（同时补加等体积释放介质），过滤，测定并计算药物释放量。

　　氨茶碱为茶碱和乙二胺的复盐，为支气管解痉药，也用于慢性阻塞性肺疾病。氨茶碱主要药理作用来自茶碱，乙二胺可增加茶碱的水溶性，利于茶碱药理作用的发挥。氨茶碱进入体内后即分解为茶碱和乙二胺。其血药质量浓度在 5mg/L 以上时才有效，在 10～20mg/L 时显效，大于 20mg/L 易出现毒性反应，治疗指数较小，由于其半衰期（$t_{1/2}$）较短，需频繁给药，易导致毒性及不良反应的发生。血药浓度波动大，易出现峰谷现象。将氨茶碱制成缓释制剂，除可以减少对胃肠道的刺激性、降低峰谷浓度、降低不良反应发生率外，还可以延长作用时间，减少服药次数，提高治疗效果。

　　因氨茶碱对光不稳定，因此需选择适当包衣液对氨茶碱缓释片进行包衣。

【实验仪器与设备、材料及试剂】

1. 仪器与设备　分析天平、压片机、包衣机、烘箱、搪瓷盘、标准药筛、紫外-可见分光光度计、溶出度测定仪、崩解度测定仪、微孔滤膜、研钵、容量瓶、片剂四用测定仪等。

2. 材料及试剂　氨茶碱原料药、市售氨茶碱缓释片、淀粉、硬脂酸镁、HPMC K15M、75% 乙醇溶液、0.1mol/L 氢氧化钠溶液、0.01mol/L 氢氧化钠溶液、稀盐酸溶液（24 → 1000）等。

【处方及制法】

处方：

氨茶碱原料药	100g	HPMC K15M	60g
淀粉	40g	75% 乙醇溶液	适量
硬脂酸镁	0.2g	共制	1000 片

制法：

（1）将氨茶碱原料药、淀粉粉碎过筛；按处方量称取氨茶碱、HPMC K15M 及淀粉于研钵中混匀，加 75% 乙醇溶液制软材，过 18 目标准药筛整理，湿颗粒在 50～60℃干燥，整粒，加硬脂酸镁混匀，压片。

（2）包衣工艺：称取适量缓释片置包衣锅中滚转，预热直到片温达到 35℃，起始转速保持在 10r/min，逐渐将转速提高，最终控制在 30r/min。间歇喷入包衣液，片温始终保持在 33～37℃，如此反复操作至包衣完成。包衣过程中，包衣液始终保持搅拌状态，理论增质量分数为 5%。

【质量检查】

1. 片重差异 取 20 片精密称定，求得平均片重；再分别称定各片的重量，片重差异计算如下：

$$片重差异（\%）=（平均片重 - 单个片重）/平均片重 \times 100\%$$

2. 硬度 用片剂四用测定仪进行测定。将自制片剂垂直固定在仪器两柱之间，其中的活动柱杆借助弹簧沿水平方向对片剂径向加压，当片剂碎裂时，活动柱杆的弹簧停止加压，仪器刻度盘所指示的压力即为片剂的硬度。

3. 药物含量测定 照紫外-可见分光光度法（《中国药典》2020 年版四部通则 0401）测定。

取本品 20 片，精密称定，研细，精密称取适量（约相当于氨茶碱 0.1g），置 200ml 容量瓶中，加 0.1mol/L 氢氧化钠溶液 20ml 与纯化水 60ml，振摇使氨茶碱溶解，用纯化水稀释至刻度，摇匀，滤过，精密量取续滤液 5ml，置 250ml 容量瓶中，用 0.01mol/L 氢氧化钠溶液稀释至刻度，摇匀。

4. 测定法 取供试品溶液，在 275nm 的波长处测定吸光度，按 $C_7H_8N_4O_2$ 的吸收系数（$E_{1cm}^{1\%}$）为 650 计算。

5. 缓释片释放规律的考察

（1）溶出条件：以稀盐酸溶液（24 → 1000）1000ml 为溶出介质，转速为 50r/min，依法操作，在 2h、4h 与 6h 分别取溶液 10ml，滤过，并即时向溶出杯中补充相同温度相同体积的溶出介质。

（2）测定法：分别取 2h、4h 与 6h 的溶出液，滤过，精密量取续滤液各 5ml，分别加 0.1mol/L 氢氧化钠溶液 4.5ml，用 0.01mol/L 氢氧化钠溶液定量稀释制成每 1ml 中含氨茶碱 10μg 的溶液，摇匀，照紫外-可见分光光度法（通则 0401），在 275nm 的波长处分别测定吸光度，按 $C_7H_8N_4O_2$ 的吸收系数（$E_{1cm}^{1\%}$）为 650 分别计算每片在不同时间的溶出量。

本品每片在 2h、4h 与 6h 的溶出量应分别相应为标示量的 25%～45%、35%～55% 和 50% 以上，均应符合规定。

【注意事项】

1. 释放实验中，取样高度、取样时间及取样量应保持一致。

2. 包衣过程中一般容易出现起泡、皱皮、剥落、花斑等问题。制备过程中需控制好干燥速度，否则易起泡；皱皮是由于选择衣料不当，可以通过更换合适的衣料，改善成膜温度克服；剥落是由于两次包衣间的加料间隔过短，应调节间隔时间，调节干燥温度和适当降低包衣液的质量浓度；花斑是由于增塑剂、色素等选择不当，当干燥时，溶剂将可溶性成分带到衣膜表面所致，应有针对性地去解决和处理。

【结果与讨论】

1. 片重差异分析 将结果填入表 1-20-1。

表 1-20-1   片重差异的测定结果

编号	片重（mg）	编号	片重（mg）
1		11	
2		12	
3		13	
4		14	
5		15	
6		16	
7		17	
8		18	
9		19	
10		20	

平均片重：_____ 变异系数（RSD）= _____

片重差异结果分析：

2. 外观、硬度及药物含量均匀度   随机抽取 6 片自制片剂，观察片剂的外观，测定其硬度和药物的含量均匀度，将结果填入表 1-20-2。

表 1-20-2   外观、硬度及药物含量均匀度测定结果

编号	外观	直径 × 厚度（mm×mm）	硬度（N）	抗张强度（MPa）	含量（mg/片）
1					
2					
3					
4					
5					
6					
均值					

3. 释放度及释放曲线

（1）释放度：测定自制缓释片和市售氨茶碱缓释片的释放度，测定样品在 275nm 处的吸光度，计算药物浓度和释放量，再根据每片药物含量计算各时间点药物的累积释放百分率，将测定数据填入表 1-20-3、表 1-20-4。

表 1-20-3   自制缓释片释放速率测定数据

取样时间（h）	
吸光度	
药物浓度（mg/ml）	
累积释放百分率（%）	

表 1-20-4 市售缓释片释放速率测定数据

取样时间（h）	
吸光度	
药物浓度（mg/ml）	
累积释放百分率（%）	

（2）释放曲线：使用 SPSS 软件分别按一级、零级和 Higuchi 方程拟合缓释片的释放曲线，求得药物的释药规律和半衰期，填入表 1-20-5。

表 1-20-5 缓释片释药方程的数据拟合

数据或计算方法	方程及相关系数	
	自制缓释片	市售缓释片
零级方程：$M_t/M_\infty=Kt$		
一级方程：$\ln(1-M_t/M_\infty)=-Kt$		
Higuchi 方程：$M_t/M_\infty=Kt_{1/2}$		

由上表可得，释药规律符合_____，半衰期为_____。

【思考题】

1. 设计口服缓释制剂时需要考虑哪些因素？

2. 缓释制剂的释放度测定有何意义？

3. 分析缓释制剂与普通制剂释放行为的区别。

（吕晓洁）

第三部分　综合性实验

实验二十一　阿司匹林的合成、制剂制备、药理作用及质量分析

【实验目的】

1. 通过药物的合成与鉴别、药理作用、制剂的制备及质量分析四部分实验，使学生直观地认识药物化学、药理学、药剂学和药物分析学科之间相互衔接与交叉的关联性。

2. 通过实验中各个部分之间的衔接，使学生熟悉药物开发过程的主要工作及研究内容。

3. 通过综合实验使学生体验团队精神及学科合作共赢的思维理念。

阿司匹林的合成与鉴定

【实验目的】

1. 了解药物合成中催化剂的作用，学习怎样选择催化剂。

2. 通过阿司匹林的合成，掌握酯化反应的原理及基本操作。

3. 熟悉阿司匹林中杂质的检查方法。

4. 掌握重结晶基本操作。

【实验原理】　阿司匹林（aspirin）为解热、镇痛、抗炎药，还可抑制血小板聚集，防止血栓形成。

本品为白色结晶或结晶性粉末；无臭或微带乙酸臭，味微酸；易溶于乙醇，溶于乙醚或三氯甲烷，微溶于水。

本品遇潮湿空气即缓慢分解；溶于氢氧化钠溶液或碳酸钠溶液，同时分解。

结构式：

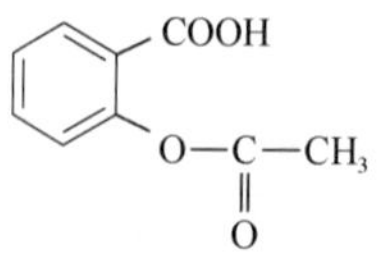

$C_9H_8O_4$　180.16

1. 主反应

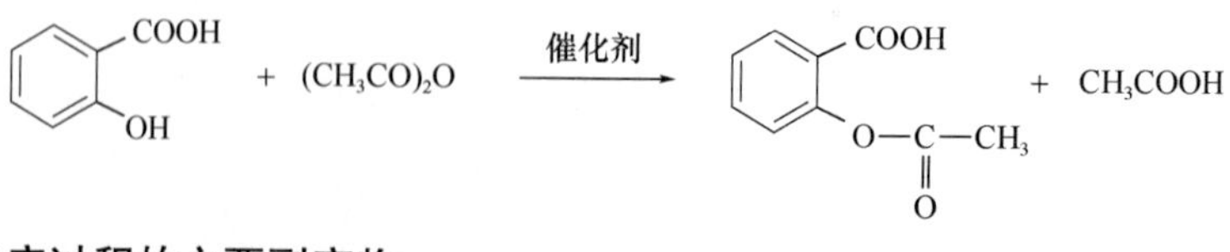

2. 反应过程的主要副产物

（1）水杨酸：酰化反应不完全的原料或阿司匹林的水解产物。

（2）阿司匹林脱水形成乙酰水杨酸酐。

（3）水杨酸自身缩合形成聚合物。

【实验仪器与设备、材料及试剂】

1. 仪器与设备 加热磁力搅拌器、电子天平、循环水真空泵、熔点测定仪、玻璃棒、三颈瓶、烧杯、量筒、温度计、带干燥管的冷凝管、试管、锥形瓶、抽滤装置等。

2. 材料及试剂 水杨酸、乙酸酐、饱和碳酸氢钠溶液、95% 乙醇溶液、无水乙酸钠、吡啶、浓硫酸、1∶1 盐酸溶液、苯酚、5% 三氯化铁溶液、纯化水、33% 乙醇溶液等。

【实验内容】

1. 催化剂的选择 该实验考察三种催化剂：无水乙酸钠、吡啶、浓硫酸。

操作步骤：

3 支干燥试管分别加入 1g 水杨酸，2ml 乙酸酐，并将 3 支试管编号。1 号试管加入 0.2g 无水乙酸钠，记录时间，用温度计轻轻搅拌至温度计读数不再上升。记录温度上升的度数和反应时间。洗净温度计。2 号试管加入 5 滴吡啶，操作同上。3 号试管加入 3 滴浓硫酸，操作同上。将 3 支试管放入盛有 70℃ 热水的烧杯中，放置 15min，使反应完成。将 3 支试管中的液体分别倒入 3 个装有 10ml 热水的 50ml 烧杯中，振摇使乙酸酐水解完全。

观察与结论：观察每个烧杯生成物状态的变化过程，最初是固体还是油状物？通过实验推断 3 种催化剂的活性顺序，说明推断依据（表 1-21-1）。

表 1-21-1 催化剂选择实验数据

编号	水杨酸	乙酸酐	催化剂	升高的温度	反应时间	产品性状	催化剂活性
1							
2							
3							

2. 阿司匹林的合成与检验鉴定 主要原料规格及用量比见表 1-21-2。

表 1-21-2 主要原料规格及用量比

试剂名称	规格	用量	摩尔数	摩尔比
水杨酸	CP	13.8g	0.1	1
乙酸酐	CP, d 1.08	20ml（21g）	0.2	2
浓硫酸	CP, d 1.84, 98.3%	5 滴		

注：CP 为化学纯；d 为密度

（1）阿司匹林的合成：在 100ml 干燥三颈瓶中加入水杨酸 13.8g（0.1mol），乙酸酐 20ml，振摇下缓慢滴加 5 滴浓硫酸。三颈瓶安装温度计和带干燥管的冷凝管（干燥管内填充无水氯化钙），打开加热磁力搅拌器水浴加热，使反应温度缓慢升高至 70～80℃，维持此温度反应 30min。移去加热装置，使反应液缓慢冷却至室温，有结晶形成，搅拌下向反应容器中缓慢滴加 30ml 纯化水，加毕，继续搅拌 10min，将反应物快速倒入 150ml 冷水中，搅拌，使阿司匹林全部析出。抽滤，得到阿司匹林粗品。

（2）阿司匹林的纯化：将阿司匹林粗品放入 250ml 烧杯中，在搅拌下缓慢加入饱和碳酸氢钠溶液，至无气泡放出，调节 pH 到 7.5，滤除不溶物。将滤液置于 250ml 烧杯中，搅拌下缓慢加入 1：1 盐酸溶液，调节 pH 到 1.5～2.0，冰浴冷却，使阿司匹林结晶完全析出。抽滤，冷水洗涤，得阿司匹林。

将所得阿司匹林放入 250ml 锥形瓶中，加入 95% 乙醇溶液 30ml，水浴加热使其溶解后，搅拌下加入 60ml 热水（50～60℃），自然冷却至室温，析出结晶。待结晶完全析出后，抽滤，滤饼用少量 33% 乙醇溶液洗涤，干燥，称重，计算收率。

（3）阿司匹林的检验及鉴定：取少量水杨酸、苯酚及制得的阿司匹林，分别置于 3 支试管中，各加入 5ml 冷水，振摇后，滴加 2 滴 5% 三氯化铁溶液，观察颜色变化。利用熔点测定仪测定所得产物熔点，与文献值对照（参考值为 135～138℃）。红外光吸收图谱应与标准图谱一致。

【注意事项】

1. 该反应为酰化反应，要求在无水条件下进行。

2. 一般情况下，不允许用温度计搅拌，而要用玻璃棒。本次实验要求记录温度，所以用温度计边搅拌边观察温度。搅拌时注意要轻，不要碰坏水银球。

3. 因初反应时加入了过量的乙酸酐，所以反应完成后将反应体系倒入水中的目的是使过量的乙酸酐水解成乙酸。

4. 仪器要全部干燥，药品也要事先经干燥处理。

5. 试剂加入的顺序不能颠倒。如果先加水杨酸和浓硫酸，水杨酸就会被氧化。

6. 反应温度应控制在 80℃以下，温度太高阿司匹林易发生分解，分解温度为 128～135℃。

7. 乙酸酐刺激眼睛，于通风橱内取用试剂，小心操作。

8. 因伴有放热现象，加水时一定要缓慢加入。

【思考题】

1. 合成阿司匹林时，①所用的仪器为什么必须干燥？②为什么选用乙酸酐作酰化试剂而不用乙酸？③本实验加入浓硫酸的作用是什么？

2. ①反应完成，加入碳酸氢钠溶液的目的是什么？②说明分离纯化过程或画出分离纯化流程图。

3. ①说明阿司匹林变质的原因，写出反应式。②本实验采用何种方法检验水杨酸的存在？说明基本原理。

4. 查阅相关文献，用反应式说明其他各种副产物的可能来源。

（赵　岩）

阿司匹林的解热镇痛及抗炎作用

【实验目的】

1. 理解镇痛的含义。

2. 了解建立发热模型的原理和方法。

3. 掌握热板法对药物镇痛作用的筛选方法。

4. 掌握耳肿胀法测定药物抗炎作用的方法。

【实验原理】 外源性致热原如大肠杆菌内毒素可导致机体产生致热原如白介素-1,作用于体温调节中枢,合成与释放前列腺素(PG)增多,使调定点上移,致使产热增加、散热减少,体温升高。以阿司匹林为代表的解热镇痛药,通过抑制体内前列腺素的合成,而降低发热机体的体温,但不影响正常体温。

腹腔注射刺激性物质或将一定的热刺激作用于机体局部,可使被刺激的组织产生致痛物质如缓激肽等,引起疼痛。阿司匹林通过抑制前列腺素及其他机械性或化学性刺激敏感的物质(如缓激肽,组胺)的合成,减弱炎症时所产生的活性物质对末梢化学感受器的刺激。

二甲苯是常用的化学致炎剂,可诱导组胺、激肽及纤维蛋白溶解酶等炎症介质释放,进而引起局部毛细血管通透性的增加、炎症细胞的浸润、急性渗出性炎性水肿等。阿司匹林对急性炎症有对抗作用。

【实验仪器与设备、材料及试剂】

1. 仪器与设备 注射器、天平、计时器、直肠体温计、热板仪、打孔器等。

2. 材料及试剂 4%阿司匹林溶液(0.5%羧甲基纤维素钠溶液混悬)、0.4μg/ml大肠杆菌内毒素、0.6%乙酸溶液、生理盐水、二甲苯、液状石蜡、苦味酸等。

3. 实验动物 小白鼠。

【实验内容】

1. 阿司匹林对发热小白鼠的解热作用 小白鼠实验前 6h 禁食不禁水,实验当天,连续测温 3 次,取其平均值为基础体温,剔除单次体温大于38℃或 3 次肛温波动大于 0.5℃的实验动物。为避免测温时使动物受伤,需在体温计探头处涂上液状石蜡。造模前检测体温 3 次取平均值作为基础体温,将符合实验要求的小白鼠随机分为阿司匹林和生理盐水组,每组 5 只。每只小白鼠腹腔注射 0.4μg/ml大肠杆菌内毒素 10μg/kg(0.25ml/10g),阿司匹林组腹腔注射 4%阿司匹林溶液400mg/kg(0.1ml/10g),生理盐水组腹腔注射等体积的生理盐水,每隔 30min 测 1次体温,连续监测 90min,记录体温变化。

2. 热板法测定阿司匹林对小白鼠的镇痛作用 调节热板仪,使其温度为(50±0.1)℃。取雌性小白鼠放置在热板上,立即记录时间,到小白鼠出现舔后足为止,这段时间为该鼠的痛阈。凡小白鼠在 30s 内不舔后足而逃避、跳跃者弃之。重复测小白鼠的痛阈一次，将 2 次结果平均作为该鼠给药前的痛阈。

将筛选合格的小白鼠随机分为 2 组，每组 5 只。阿司匹林组腹腔注射 4% 阿司匹林溶液 800mg/kg（0.2ml/10g），生理盐水组给予等容积的生理盐水。于给药后 15min、30min 和 60min 各测一次痛阈。如给药后痛阈超过 60s，则停止测试而按 60s 计算，以免时间太长将脚爪烫坏。计算给药后 15min、30min、60min 痛阈提高百分率，并将痛阈平均值进行 t 检验。以时间为横坐标，痛阈提高百分率为纵坐标画图比较两组的镇痛强度及时效关系。

痛阈提高百分率 =（给药后的平均痛阈–给药前的平均痛阈）/给药前的平均痛阈×100%

3. 耳肿胀法测定阿司匹林对小白鼠的抗炎作用　取雄性小白鼠，随机分为 2 组，每组 5 只。阿司匹林组灌胃给予 4% 阿司匹林溶液 400mg/kg（0.1ml/10g），生理盐水组给予等容积的生理盐水。1h 后，各组小白鼠均于右耳正反两面涂抹二甲苯（正反各 25μl），致炎 1h 后将各组小白鼠颈椎脱臼处死，剪下整个耳片，用 8mm 打孔器在左右耳相对称部位打下耳片，称重，计算耳肿胀度、耳肿胀率和炎症抑制率。

$$耳肿胀度 = 右耳片质量 – 左耳片质量$$

$$耳肿胀率 =（右耳片质量 – 左耳片质量）/左耳片质量×100\%$$

炎症抑制率 =（空白组平均肿胀度 – 给药组平均肿胀度）/空白组平均肿胀度×100%

【注意事项】

1. 热板法测定药物的镇痛作用时，小白鼠应选用雌性，因雄性小白鼠遇热时阴囊松弛，与热板接触反应过于敏感（易致跳跃），影响实验结果。

2. 室温在 13～18℃时，动物对痛反应时间波动较小，实验时应将室温控制在此范围内。

3. 正常小白鼠放在热板上一般 10～15s 内出现不安、举前肢、舔前足等现象，但上述动作均不作为痛指标，只有舔后足才作为疼痛指标。

【结果与讨论】

1. 阿司匹林对发热小白鼠的解热作用见表 1-21-3。

表 1-21-3　阿司匹林对发热小白鼠的解热作用

组别	给药前体温（℃）	给药后体温（℃）			
		20min	40min	60min	90min
阿司匹林					
生理盐水					

2. 热板法测定阿司匹林对小白鼠的镇痛作用（表 1-21-4）。

3. 耳肿胀法测定阿司匹林对小白鼠的抗炎作用（表 1-21-5）。

表 1-21-4 热板法测定阿司匹林对小白鼠的镇痛作用

组别	动物数量	痛阈平均值（s）			痛阈提高百分率（%）		
		给药前	15min	30min	60min	15min	30min	60min
阿司匹林								
生理盐水								

表 1-21-5 耳肿胀法测定阿司匹林对小白鼠的抗炎作用

组别	右耳片质量（mg）	左耳片质量（mg）	耳肿胀度（mg）	耳肿胀率（%）
阿司匹林				
生理盐水				

【思考题】

1. 分析阿司匹林的解热镇痛及抗炎机制。

2. 影响热板法实验准确性的因素有哪些？

（李　冰）

阿司匹林肠溶片的制备

【实验目的】

1. 掌握湿法制粒压片及薄膜包衣的一般工艺。

2. 掌握利用文献资料，设计片剂制剂处方的方法。

3. 熟悉测定物料流动性的方法。

4. 熟悉肠溶片质量检查的项目及检查办法。

【实验原理】 片剂是指原料药物与适宜的辅料制成的圆形或异形的片状固体制剂，是医疗中应用最广泛的剂型之一，具有剂量准确、质量稳定、服用方便、成本低等优点。

湿法制粒压片是大多数耐热、对水稳定的药物采用的工艺，整个流程中每道工序都直接影响片剂的质量。

片重的计算：主要以测定颗粒的药物含量计算片重。

片重 = 每片中主药的标示含量/干颗粒中主药的百分含量

或

片重 = 颗粒总重量/压片的片数

冲模直径的选择：一般片重为 0.5g 左右的片剂，选用 Φ12mm 冲模；0.4g 左右，选用 Φ10mm 冲模；0.3g 左右，选用 Φ8mm 冲模；0.1～0.2g，选用 Φ6mm 冲模；0.1g以下，选用 Φ5～5.5mm 冲模。根据药物密度不同，再进行适当调整。

片剂制备过程是将粉状或颗粒状物料在模具中压缩成型的过程，物料的性质是决定压片成败是关键。在片剂的处方设计中需要加入适当的稀释剂、填充剂等辅料，以获得致密、强度一致、光亮而均匀的片剂；同时，必须加入适当的润滑剂使物料具有良好的流动性和易于压缩成型，以避免黏冲，防止出现裂片、松片及片重差异超限等。

按照《中国药典》2020 年版四部制剂通则 0101 进行片剂检查，检查的项目，除片剂外观应完整光洁、色泽均匀，且有适当的硬度外，必须检查重量差异和崩解时限。有的片剂药典还规定检查溶出度和含量均匀度，并明确凡检查溶出度的片剂，不再检查崩解时限；凡检查含量均匀度的片剂，不再检查重量差异。非包衣片应检查其脆碎度，每一个单剂标示量小于 25mg 或主药含量小于每一个单剂量重量 25% 者，还应作含量均匀度检查。

【实验仪器与设备、材料及试剂】

1. 仪器与设备　旋转式压片机、崩解度测定仪、硬度测定仪、天平、包衣机、烘箱、尼龙筛、托盘、烧杯、玻璃棒等。

2. 材料及试剂　阿司匹林（自制）、淀粉、柠檬酸、滑石粉、肠溶包衣液预混料、纯化水、盐酸溶液（9→1000）、磷酸盐缓冲液（pH6.8）等。

【处方及制法】　以药物化学实验合成的阿司匹林为原料，自拟处方制备阿司匹林片。

要求：

（1）采用湿法制粒压片工艺，制备成 0.3g/片的片剂，包肠溶衣。

（2）分别在药物混合后粉末、干颗粒、总混后测定物料的休止角，比较物料的流动性。

参考片剂制备处方：

阿司匹林	15g	淀粉	1g
柠檬酸	0.15g	淀粉浆（15%～17%）	适量
滑石粉	0.9g	淀粉	1g
制成	0.3g/片		

薄膜肠溶包衣液处方：

肠溶包衣液预混料	适量	纯化水（为溶剂）	加至 1000ml

参考制法：

将阿司匹林、柠檬酸与 1g 淀粉混合，加入淀粉浆（15%～17%）制软材 10～15min，过 14 目或 16 目标准药筛制湿颗粒，60～80℃干燥，过 14 目标准药筛整粒，加滑石粉、剩余淀粉混匀，以 Φ12mm 冲模，压片，即得片芯。

将制得的片芯，放入包衣机内，设置包衣机转速为 30～40r/min，包衣温度为 40～50℃；开动电机，待片芯转动至流动状态，开始喷包衣液，喷出的包衣液要与片面呈 90°，根据片芯表面干湿情况，调节温度、喷雾速度、溶媒干燥速度。喷雾—干燥反复操作，直至包衣增重 4%～5% 为宜。包衣完成，停止喷包衣液，再将其置入 30～40℃烘箱，加热至完全干燥，包衣工序完成，即得阿司匹林肠溶片。

【质量检查】 参照《中国药典》2020 年版四部制剂通则 0101 项下有关项目进行。质量检查与评定：本实验测定片重、片重差异、硬度、崩解度。

（1）外观：应完整光洁、色泽均匀。

（2）片重及片重差异：取供试品 20 片，精密称定总重量，求得平均片重，再分别精密称定每片的片重，每片重量与平均片重作比较，超出重量差异限度的药片不得多于 2 片，并不得有 1 片超过限度的 1 倍。本片按限度≤±7.5% 评定。

药典规定，0.3g 以下的药片的重量差异限度≤±7.5%；0.3g 或 0.3g 以上者为≤±5%。

（3）崩解时限：取药片 6 片，分别置于崩解度测定仪吊篮的玻璃管中，每管各加 1 片，吊篮浸入盛有（37±1）℃盐酸溶液（9→1000）的 1000ml 烧杯中开动马达按一定的频率和幅度往复运动（每分钟 30～32 次），从片置于玻璃管时开始计时，至 2h，每片均不得有裂缝、崩解、软化现象。然后将吊篮取下，用少量水洗涤后，每管加 1 块挡板，再按上述方法在磷酸盐缓冲液（pH 6.8）中检查，至全部崩解成碎片并全部通过管底筛网止。该时间即为该片剂的崩解时间。片剂应在人工胃液 2h 不崩解，在肠液 1h 内崩解。

（4）硬度试验：应用片剂硬度测定仪进行测定。将药片垂直固定在两横杆之间，其中的活动横杆借助弹簧沿水平方向对片剂径向加压，当片剂破碎时，活动横杆的弹簧停止加压。仪器刻度标尺上所指示的压力即为硬度。测 3～6 片，取平均值。一般应在 50N 以上。

【注意事项】

1. 阿司匹林遇水易水解成对胃黏膜有强烈刺激性的水杨酸及乙酸，长期应用会导致胃溃疡，因此本品中加入相当于 1% 阿司匹林量的柠檬酸，可在湿法制粒过程中有效减少阿司匹林的水解。

2. 压片机接上电源时注意旋转方向，是否与转轮箭头方向一致，切勿倒转，否则将会损坏机件。

3. 压片时不可用手在机台上收集药片，以免压伤。

4. 机器负荷过大，卡住不能转动时，应立即停车，找出原因，如果是压力调得太大所致，应降低压力，卸去负荷；切勿使用强力转动手轮，以免损坏机器。

【结果与讨论】 将上述质量检查结果填入表 1-21-6。

表 1-21-6 阿司匹林片质量检查结果

	外观	平均片重（g）及重量差异限度（%）	崩解时限（min）	硬度（N）	脆碎度（%）
阿司匹林片					

针对上述结果，对片剂作出结论：合格或不合格，对上述不合格的原因进行分析。

（顾艳丽）

阿司匹林片的质量分析

【实验目的】

1. 掌握阿司匹林片鉴别、检查和含量测定的基本原理及实验方法。

2. 掌握高效液相色谱仪的标准操作规程及注意事项。

3. 熟悉高效液相色谱仪的原理和结构。

【实验原理】 阿司匹林分子结构中的酚羟基与三氯化铁试液发生显色反应，生成紫堇色。

高效液相色谱法属于色谱分析方法。样品溶液经进样器进入流动相，被流动相载入色谱柱（固定相）内。在两相中，由于样品溶液中的各组分在两相中具有不同的分配系数，经过反复多次的吸附—解吸附的分配过程，各组分在移动速度上产生较大差别，在柱内被分离，各组分依次进入检测器，记录成色谱图。依据相同成分保留时间一致的原理，对待测成分进行定性鉴别。以色谱图的峰面积积分值与该组分量成正比的关系进行定量测定。

【实验仪器与设备、材料及试剂】

1. 仪器与设备 高效液相色谱仪（紫外检测器）、C_{18} 色谱柱、容量瓶（100ml、50ml）、分析天平、微孔滤膜等。

2. 材料及试剂 阿司匹林片、阿司匹林对照品、水杨酸对照品、甲醇（色谱纯）、双蒸水、三氯化铁试液、1% 冰醋酸的甲醇溶液、稀盐酸、0.5% 乙酸溶液等。

【实验内容】

1. 性状 本品为白色片。

2. 鉴别

（1）取本品的细粉适量（约相当于阿司匹林 0.1g），加双蒸水 10ml，煮沸，放冷，加三氯化铁试液 1 滴，即显紫堇色。

（2）在含量测定项下的色谱图中，供试品溶液主峰的保留时间应与对照品溶液主峰的保留时间一致。

3. 溶出度检查 照溶出度与释放度测定法（通则 0931 第一法）

（1）水杨酸对照品溶液制备：取水杨酸对照品适量，精密称定，加 1% 冰醋酸的甲醇溶液溶解并稀释制成每 1ml 中含 0.01mg（50mg、0.1g 规格）、0.03mg（0.3g 规格）或 0.05mg（0.5g 规格）的溶液，作为水杨酸对照品溶液。

（2）阿司匹林对照品溶液制备：取阿司匹林对照品适量，精密称定，加 1% 冰醋酸的甲醇溶液溶解并稀释制成每 1ml 中含 0.08mg（50mg、0.1g 规格）、0.24mg（0.3g 规格）或 0.4mg（0.5g 规格）的溶液，作为阿司匹林对照品溶液。

（3）供试品溶液的制备：取本品，以盐酸溶液（稀盐酸 24ml 加双蒸水至 1000ml，即得）500ml（50mg 规格）或 1000ml（0.1g、0.3g、0.5g 规格）为溶出介质，转速为 100r/min，依法操作，经 30min 时，取溶液 10ml 滤过，取续滤液作为供试品溶液。

（4）测定方法：照含量测定项下的色谱条件，精密量取供试品溶液、阿司匹林对照品溶液与水杨酸对照品溶液各 10μl，分别注入高效液相色谱仪，记录色谱图。按外标法以峰面积分别计算每片中阿司匹林与水杨酸含量，将水杨酸含量乘以 1.304 后与阿司匹林含量相加即得每片溶出量。限度为标示量的 80%，应符合规定。

4. 游离水杨酸检查和阿司匹林含量测定　照高效液相色谱法（《中国药典》2020 年版通则 0512）测定。

色谱条件与系统适用性试验：C_{18} 色谱柱；以甲醇：0.5% 乙酸溶液（45∶55）为流动相；检测波长为 276nm。理论板数按水杨酸峰计算不低于 3000，阿司匹林峰与水杨酸峰分离度应符合要求。

（1）水杨酸对照品溶液制备：取水杨酸对照品约 15mg，精密称定，置 50ml 容量瓶中，用 1% 冰醋酸的甲醇溶液溶解并稀释至刻度，摇匀，精密量取 5ml，置 100ml 容量瓶中，用 1% 冰醋酸的甲醇溶液稀释至刻度，摇匀，作为对照品溶液。

（2）阿司匹林对照品溶液的制备：取阿司匹林对照品适量，精密称定，加 1% 冰醋酸的甲醇溶液振摇使溶解并定量稀释制成每 1ml 约含 0.1mg 的溶液，作为对照品溶液。

（3）供试品溶液的制备：取本品 20 片，精密称定，充分研细，精密称取细粉适量（约相当于阿司匹林 0.25g），置 50ml 容量瓶中，用 1% 冰醋酸的甲醇溶液强烈振摇溶解并稀释至刻度，摇匀，滤膜滤过，取续滤液，作为供试品溶液。

（4）测定方法：分别精密吸取水杨酸对照品溶液、阿司匹林对照品溶液和供试品溶液各 20μl，注入高效液相色谱仪，记录色谱图。按外标法以峰面积分别计算阿司匹林和水杨酸含量。其中水杨酸不得过阿司匹林标示量的 0.3%。阿司匹林应为标示量的 95.0%～105.0%。

$$标示量\% = \frac{(A_x/A_s) \times C_s \times D \times \overline{W}}{W \times S} \times 100\% \quad （水杨酸）$$

式中，C_s 为水杨酸对照品溶液的浓度（μg/ml）；A_x 和 A_s 分别为供试品溶液和水杨酸对照品溶液水杨酸峰面积；W 为称样量（g）；D 为稀释体积和浓度单位换算因数；$\overline{W}$ 为平均片重（g）；S 为阿司匹林标示量。

$$标示量\% = \frac{(A_x/A_s) \times C_s \times D \times \overline{W}}{W \times S} \times 100\% \quad （阿司匹林）$$

式中，C_s 为阿司匹林对照品溶液的浓度（μg/ml）；A_x 和 A_s 分别为供试品溶液和阿司匹林对照品溶液阿司匹林峰面积；W 为称样量（g）；D 为稀释体积和浓度单位换算因数；$\overline{W}$ 为平均片重（g）；S 为阿司匹林标示量。

【注意事项】

1. 正确操作高效液相色谱仪。

2. 配制流动相所用试剂均应为色谱纯，水为双蒸水。

3. 流动相和进样溶液均要经过微孔滤膜（0.45μm）滤过。

【思考题】

1. 外标法与内标法比较，两者的优缺点各是什么？各自的计算方法是什么？

2. 阿司匹林还有哪些鉴别的方法？

（何春龙）

实验二十二　硝苯地平的合成、制剂制备、药理作用及质量分析

硝苯地平的合成与鉴别

【实验目的】

1. 学习二氢吡啶类药物的合成原理与方法。

2. 掌握回流、重结晶等基本操作。

3. 学习薄层色谱法（TLC）跟踪反应进程的方法。

【实验原理】　硝苯地平为选择性钙通道阻滞剂，临床上用于治疗高血压、心绞痛等心脑血管疾病。

本品为黄色无臭无味的结晶粉末，遇光不稳定。极易溶于丙酮、二氯甲烷、三氯甲烷，溶于乙酸乙酯，微溶于甲醇、乙醇，几乎不溶于水，化学名为2,6-二甲基-4-(2-硝基苯基)-1,4-二氢-3,5-吡啶二甲酸二甲酯，结构式为

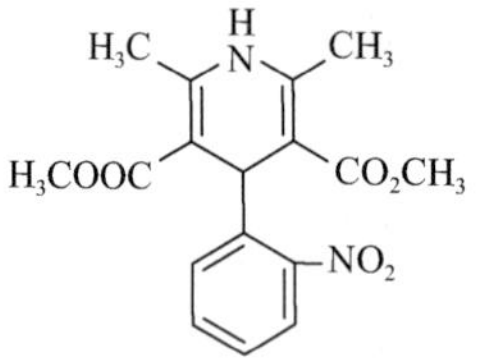

$C_{17}H_{18}N_2O_6$　346.34

硝苯地平通常采用 Hantzsch 反应"一锅法"合成，即以邻硝基苯甲醛、乙酰乙酸甲酯、浓氨水为原料进行合成，在甲醇中回流得到。

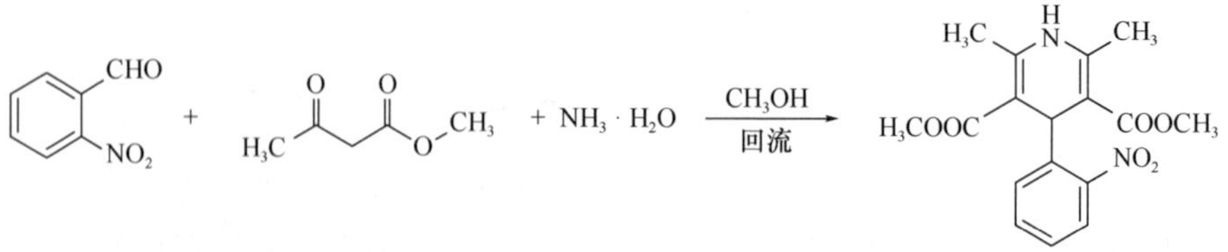

【实验仪器与设备、材料及试剂】

1. 仪器与设备　加热磁力搅拌器、电子天平、循环水真空泵、烘箱、熔点测定仪、冷凝管（气体吸收装置）、三颈瓶、烧杯、量筒、温度计等。

2. 材料及试剂　邻硝基苯甲醛、乙酰乙酸甲酯、饱和氨水、甲醇、95% 乙醇溶液、乙酸乙酯、石油醚等。

【实验内容】

1. 原料规格及用量配比 见表 1-22-1。

表 1-22-1 原料规格及用量配比

名称	规格	用量	摩尔数	摩尔比
邻硝基苯甲醛	CP	5g	0.033	1.0
乙酰乙酸甲酯	CP, d 1.0785	9ml	0.083	2.5
饱和氨水	CP	15ml		
甲醇	CP	20ml		

2. 硝苯地平的合成 在配有电磁搅拌子、回流冷凝管（气体吸收装置）、温度计的 100ml 三颈瓶中，依次加入邻硝基苯甲醛 5g（0.033mol）、乙酰乙酸甲酯 9ml（0.083mol）、甲醇 20ml、饱和氨水 15ml，搅拌下缓缓加热至回流，分别在回流 1.5h 和 3h 时取少许反应液，以薄层色谱法（TLC）检查反应进程，展开剂为乙酸乙酯∶石油醚（1.5∶1），反应在 3～3.5h 结束。撤掉热源，反应液冷却至 5℃以下，析出大量结晶。抽滤，滤饼用少量 95% 乙醇溶液洗涤，75℃下干燥，得浅黄色硝苯地平粗品。

粗品以 95% 乙醇溶液重结晶，干燥，称重，计算收率。

硝苯地平鉴定：熔点测定（文献值为 171～175℃）。

【注意事项】

1. 在加热回流过程中，会有部分氨气逸出。需在冷凝管上端连接气体吸收装置。

2. 反应开始时，缓慢加热，避免大量氨气逸出。

3. 重结晶冷却时，采用自然冷却法。

4. 反应机制：氨和一分子乙酰乙酸甲酯反应生成 β-氨基巴豆酸甲酯，邻硝基苯甲醛和一分子乙酰乙酸甲酯反应生成 2-(2-硝基亚苄基) 乙酰乙酸甲酯，β-氨基巴豆酸甲酯与 2-(2-硝基亚苄基) 乙酰乙酸甲酯发生迈克尔（Micheal）加成，并进一步脱水得到硝苯地平。

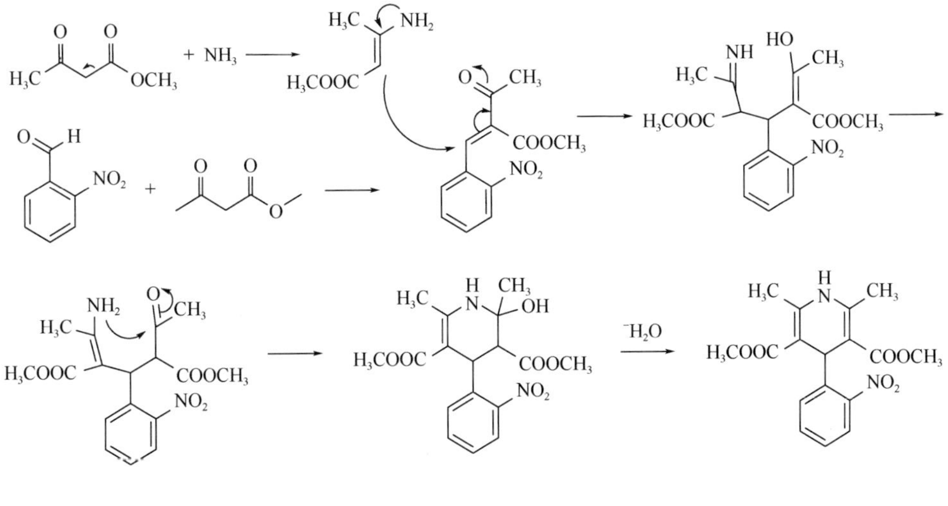

【思考题】

1. 反应可能产生的杂质有哪些？说明其来源。

2. 用 95% 乙醇溶液洗涤滤饼的目的是什么？95% 乙醇溶液用量的多少对实验有什么影响？

3. 跟踪反应进程，常用的方法有哪些？说明其原理。

（赵 岩）

硝苯地平对家兔动脉环的作用

【实验目的】

1. 掌握离体动物血管环的实验方法。

2. 观察硝苯地平对去甲肾上腺素和氯化钾诱导的离体血管平滑肌收缩作用的影响，从而分析其降压作用机制。

【实验原理】 硝苯地平是第一代双氢吡啶类钙通道阻滞剂，能阻滞钙离子经过慢钙通道进入细胞，减少细胞内钙离子浓度，抑制肌细胞的收缩，使血压下降。

高浓度的氯化钾溶液（80～100mmol）可使血管平滑肌细胞去极化，促使电压依赖性钙通道开放，引起胞外钙离子内流，导致血管平滑肌收缩。能阻断此作用的药物为电压门控钙通道阻滞剂。

去甲肾上腺素与激动血管平滑肌 α 受体结合，可导致血管平滑肌收缩，能阻断此作用的药物为受体依赖性钙通道阻滞剂。

观察硝苯地平对去甲肾上腺素和高钾去极化诱导的离体血管平滑肌收缩作用的影响，可初步分析该药物对血管平滑肌细胞的作用是通过肌细胞膜上的电压依赖性钙通道还是受体依赖性钙通道发挥作用的。

【实验仪器与设备、材料及试剂】

1. 仪器与设备 生物信号采集与处理系统、张力换能器、麦氏浴皿、恒温水浴系统、手术器械、手术线等。

2. 材料及试剂 克雷布斯（Krebs）液、1×10^{-5}mol/L 硝苯地平溶液、0.1% 去甲肾上腺素溶液、4mol/L 氯化钾溶液、25% 乌拉坦溶液、95% O_2+5% CO_2 混合气体等。

3. 实验动物 家兔。

【实验内容】

1. 实验前用蒸馏水配制新鲜的 Krebs 液，预热到 37℃ 并通以 95% O_2+5% CO_2 混合气体。

2. 调整实验测试系统。设置恒温水浴系统为 37℃，在麦氏浴皿中加入 Krebs 液 5ml，并通以混合气体。调整气泡大小使其细小均匀，既能保持管内稳定的 pH，又不会影响记录前曲线。检查张力换能器，在各通道定标、调零。

3. 取材。 用25%乌拉坦溶液按体重通过耳缘静脉注射麻醉家兔（4ml/kg），迅速打开家兔胸腔，找出主动脉弓，沿主动脉走行线路，依次分离胸、腹主动脉（紧贴脊柱），分离至腹主动脉分叉处，于主动脉弓以下和腹主动脉分叉处分别用手术线结扎，防止血液流出，然后在靠近两端的结扎线处分别剪断，得离体主动脉环（条），立即放入盛有Krebs液的麦氏浴皿中固定，持续供给95%O_2+5%CO_2混合气体，清除血污和结缔组织，用Krebs液漂洗干净。用眼科镊轻轻摩擦血管内表面，破坏血管内皮，以排除其对血管平滑肌收缩的影响。

4. 安装标本。 将主动脉环放置于已经调定好温度和气体量的麦氏浴皿中，一端固定在浴皿底部，另一端与肌肉张力换能器连接，并持续输入生物信号采集与处理系统，记录主动脉环的等长收缩活动。标本给予2g前负荷，每20min更换一次Krebs液，平衡约90min，标本稳定后开始实验。

5. 给药。 标本平衡90min后，在浴槽中加入4mol/L氯化钾溶液0.1ml，记录动脉环的收缩，在其收缩达高峰后，用Krebs液洗标本4次。10min后再加入4mol/L氯化钾溶液0.1ml，记录动脉环收缩，在2次加氯化钾溶液后动脉环收缩基本相同时按以下顺序把药物加入浴槽中。

（1）用Krebs液洗标本4次，加入1×10^{-5}mol/L硝苯地平溶液0.2ml，15min后再加入4mol/L氯化钾溶液0.1ml。记录动脉环收缩，在收缩达高峰后用Krebs液洗标本4次。

（2）加入0.1%去甲肾上腺素溶液0.2ml，记录动脉环的收缩，在反应达高峰时用Krebs液洗标本4次。

（3）20min后，给予1×10^{-5}mol/L硝苯地平溶液0.2ml，15min后再加入0.1%去甲肾上腺素溶液0.2ml，记录动脉环的收缩。

【注意事项】

1. 标本制备过程要轻柔，不要过度牵拉。

2. Krebs液要新鲜配制，如果在实验过程中发现Krebs液出现沉淀，则需重新配制。

3. 实验过程中混合气体要连续供应。

4. 每次换液或冲洗动作要轻柔，以免损伤标本。

【结果与讨论】 见表1-22-2。

表 1-22-2　硝苯地平对动脉环肌张力的作用

组别	不加药	高K^+	去甲肾上腺素	硝苯地平	硝苯地平＋高K^+	硝苯地平＋去甲肾上腺素
肌张力						

【思考题】

1. Krebs液的成分及作用是什么？

2. 制备血管环的注意事项有哪些？

附：离体主动脉环实验装置示意图（图 1-22-1）。

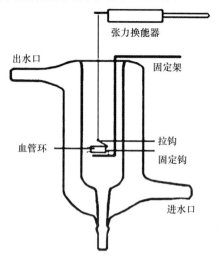

图 1-22-1　离体主动脉环实验装置示意图

（李　冰）

硝苯地平缓释片的制备

【实验目的】

1. 通过硝苯地平缓释片的制备，掌握缓释片的处方设计及一般制备工艺。

2. 掌握缓释制剂片剂质量的检查项目及检查方法。

【实验原理】　缓释制剂系指口服药物在规定释放介质中，按要求缓慢地非恒速释放，通过一些特殊的技术和手段，缓释制剂延长药物在体内的释放时间，使体内长时间维持有效血药浓度，但药物从制剂中的释放速率受到外界环境如 pH 等因素影响。

　　按制备工艺不同，固体缓释制剂主要分为骨架型和膜控型缓释制剂。骨架片（matrix tablet）是缓控释制剂的重要组成，传统的骨架片按制剂骨架材料的不同可分为不溶性骨架缓控释片、亲水凝胶骨架缓控释片、蜡质骨架缓控释片及混合材料骨架缓控释片 4 种。其中，亲水凝胶骨架缓控释片可作为可溶性药物和难溶性药物的载体，是目前口服缓、控释制剂的主要类型之一，占上市骨架片品种的 60%～70%。与一般骨架片相比，新型骨架片主要是在制备工艺方面进行了改进，通过多层骨架缓控释技术、几何异型骨架技术等方式使药物实现定速、定位、定时释放的目的，通过对药物原料加工处理和对骨架材料的选用、组合，经过剂型的工艺过程而成形。不同的骨架型制剂的工艺过程是不同的，多数的骨架型制剂可用常规的生产设备、工艺制备，也有用特殊的设备和工艺，如微囊法、熔融法等。制剂工艺不同的缓控释制剂，药物释放机制有溶出，扩散，溶蚀与扩散、溶出结合，离子交换等。

因为本品为黄色无臭无味的结晶粉末，遇光不稳定，故压制成片后，对其进行薄膜包衣。

【实验仪器与设备、材料及试剂】

1. 仪器与设备　压片机、包衣机、溶出度测定仪、高效液相色谱仪、C$_{18}$色谱柱、微孔滤膜（0.45μm）、烧杯、托盘、玻璃棒、量筒、天平、容量瓶等。

2. 材料及试剂　硝苯地平、硝苯地平对照品、羧甲基纤维素、乳糖、滑石粉、0.25%十二烷基硫酸钠溶液、薄膜包衣液预混料、甲醇、纯化水等。

【处方及制法】

片剂制备参考处方：

硝苯地平	2.2g	羧甲基纤维素	0.3g
乳糖	0.1g	滑石粉	0.02g
共制	20mg/片 100片		

薄膜包衣液处方：

薄膜包衣液预混料	适量	纯化水为溶剂	加至1000ml

制法：

（1）以上药物与辅料粉碎成细粉，混合均匀后，压制成片，即得。

（2）包衣工艺：称取适量缓释片置包衣机滚筒中滚转，预热直到片温达到35℃，起始转速保持在10r/min，逐渐将转速提高，最终控制在30r/min。间歇喷入包衣液，片温始终保持在33～37℃，如此反复操作至包衣完成。包衣过程中，包衣液始终保持搅拌状态，理论增加质量分数5%。

【质量检查】　缓释片应符合《中国药典》2020年版四部"缓释、控释和迟释制剂指导原则"（通则9013）规定的有关要求，并应进行性状、释放度检查、含量均匀度检查等。

1. 性状　本品为薄膜衣片，除去包衣后显黄色。

2. 体外累积释放度试验　取本品照溶出度与释放度测定法（通则0931第二法），避光操作。

（1）对照品溶液的制备：取硝苯地平对照品约10mg，精密称定，置100ml容量瓶中，加甲醇溶解并稀释至刻度，精密量取适量，用溶出介质定量稀释制成每1ml中约含硝苯地平5μg（5mg规格）或10μg（10mg规格）的溶液，作为对照品溶液。

（2）供试品溶液的制备：取本品，以0.25%十二烷基硫酸钠溶液900ml为溶出介质，应控制在（37±0.5）℃、转速为120r/min，在0.5h、2h、4h、8h、12h连续取样，每次取抽20ml，滤过，取续滤液作为供试品溶液。

（3）测定方法：分别取0.5h、2h、4h、8h、12h的溶出液，照实验"硝苯地平片的质量分析4.含量测定"项下的方法测定，按外标法以峰面积计算每片的溶出量。累积释放百分率要求达到75%以上。

3. 其他　应符合片剂项下有关的各项规定（通则0101）。

【注意事项】 所有操作过程都应注意避光。

【结果与讨论】 将上述质量检查结果填入表 1-22-3。

表 1-22-3 硝苯地平缓释片质量检查结果

外观	累积释放百分率（%）				
	0.5h	2h	4h	8h	12h
硝苯地平缓释片					
结果					

（1）以时间为横坐标，累积释放百分率为纵坐标，绘制硝苯地平缓释片累积释放率-时间曲线。

（2）确定片剂是否符合质量要求，并对上述不合格的原因进行分析。

【思考题】

1. 本次实验制备的硝苯地平缓释片是属于哪一类型的缓释制剂？本产品是否应做硬度、脆碎度、含量均匀度检查？为什么？

2. 通过累积释放度测定，试推测本次实验制备的硝苯地平缓释片的释放机制是属于哪一种？给出依据。

3. 缓控释制剂对服用方法有什么要求？

（顾艳丽）

硝苯地平片的质量分析

本品含硝苯地平（$C_{17}H_{18}N_2O_6$）应为标示量的 90.0%～110.0%。

【实验目的】

1. 掌握硝苯地平片鉴别、检查和含量测定的基本原理及实验方法。

2. 掌握高效液相色谱仪的标准操作规程及注意事项。

3. 熟悉高效液相色谱仪的原理和结构。

【实验原理】 硝苯地平结构中的二氢吡啶环在丙酮或甲醇溶液中，与碱作用，1,4-位氢发生解离，形成 p-π 共轭而发生颜色变化。

高效液相色谱法属于色谱分析方法。样品溶液经进样器进入流动相，被流动相载入色谱柱（固定相）内。由于样品溶液中的各组分在两相中具有不同的分配系数，经过反复多次的吸附-解吸附的分配过程，各组分在移动速度上产生较大差别而在柱内被分离，各组分依次进入检测器，记录成色谱图。依据相同成分保留时间一致的原理，对待测成分进行定性鉴别。以色谱图的峰面积积分值与该组分量成正比的关系进行定量测定。

【实验仪器与设备、材料及试剂】

1. 仪器与设备 容量瓶、高效液相色谱仪、C_{18} 色谱柱、研钵、微孔滤膜

（0.45μm）、分析天平、超声仪等。

2. 材料及试剂 硝苯地平片、硝苯地平对照品、杂质 I [2,6-二甲基-4-(2-硝基苯基)-3,5-吡啶二甲酸二甲酯] 对照品、杂质 II [2,6-二甲基-4-(2-亚硝基苯基)-3,5-吡啶二甲酸二甲酯] 对照品、丙酮、甲醇（色谱纯）、双蒸水、20% 氢氧化钠溶液等。除甲醇外其他试剂均为分析纯。

【实验内容】

1. 性状 本品为糖衣片或薄膜衣片，除去包衣后显黄色。

2. 鉴别

（1）取本品的细粉适量（约相当于硝苯地平 50mg），加丙酮 3ml，振摇提取，放置后，取上清液，加 20% 氢氧化钠溶液 3～5 滴，振摇，溶液显橙红色。

（2）在含量测定项下的色谱图中，供试品溶液主峰的保留时间应与对照品溶液主峰的保留时间一致。

3. 检查

（1）有关物质：避光操作。照高效液相色谱法（《中国药典》2020 年版四部通则 0512）测定。

（2）对照品溶液的制备：取 2,6-二甲基-4-(2-硝基苯基)-3,5-吡啶二甲酸二甲酯（杂质 I）对照品与 2,6-二甲基-4-(2-亚硝基苯基)-3,5-吡啶二甲酸二甲酯（杂质 II）对照品，精密称定，加甲醇溶解并定量稀释制成每 1ml 中各约含 1mg 和 0.5mg 的混合溶液，精密量取 1ml，置 100ml 容量瓶中，精密加入供试品溶液 1ml，用流动相稀释至刻度，摇匀，作为对照品溶液。

（3）供试品溶液的制备：精密称取细粉适量，加甲醇适量，超声使硝苯地平溶解，放冷，用甲醇定量稀释制成每 1ml 中约含硝苯地平 1mg 的溶液，取溶液适量，离心，取上清液作为供试品溶液。

（4）测定方法：照含量测定项下的方法测定，分别精密吸取对照品溶液和供试品溶液各 20μl，注入液相色谱仪，记录色谱图。供试品溶液色谱图中如有与杂质 I 峰、杂质 II 峰保留时间一致的色谱峰，按外标法计算，杂质 I 不得过硝苯地平标示量的 1.0%，杂质 II 不得过硝苯地平标示量的 0.5%；其他单个杂质峰面积不得大于对照品溶液中硝苯地平峰面积 1.0%，杂质总量不得过 2.0%。供试品溶液色谱图中小于对照品溶液中硝苯地平峰面积 0.02 倍的色谱峰忽略不计。

（5）含量均匀度：避光操作。

取本品 1 片，除去包衣后，置研钵中，研细，加甲醇分次转移至 50ml 容量瓶中，加甲醇适量，超声使硝苯地平溶解，放冷，用甲醇稀释至刻度，摇匀，滤过，精密量取续滤液适量，用甲醇定量稀释制成每 1ml 中约含 20μg 的溶液，作为供试品溶液。照含量测定项下的方法测定含量，应符合规定（通则 0941）。

4. 含量测定 避光操作。照高效液相色谱法（《中国药典》2020 年版通则 0512）测定。

（1）色谱条件与系统适用性试验：C$_{18}$色谱柱；甲醇-双蒸水（60∶40）为流动相；检测波长为235nm。理论板数按硝苯地平峰计算不低于2000，硝苯地平峰与水杨酸相邻杂质峰分离度应符合要求。

（2）对照品溶液的制备：取硝苯地平对照品适量，精密称定，加甲醇溶解并定量稀释制成每1ml约含20μg的溶液，作为对照品溶液。

（3）供试品溶液的制备：取本品20片，除去包衣，精密称定，充分研细，精密称取细粉适量（约相当于硝苯地平10mg），置50ml容量瓶中，用甲醇适量，超声使硝苯地平溶解，放冷，用甲醇稀释至刻度，摇匀，滤过，精密量取续滤液5ml，置50ml容量瓶中，用甲醇稀释至刻度，摇匀，作为供试品溶液。

（4）测定法：分别精密吸取对照品溶液和供试品溶液各20μl，注入液相色谱仪，记录色谱图，按外标法以峰面积计算含量。含量计算公式如下：

$$标示量\% = \frac{(A_x/A_s) \times C_s \times D \times \overline{W}}{W \times S} \times 100\%$$

式中，C_s为对照品溶液的浓度（μg/ml）；A_x和A_s分别为供试品溶液和对照品溶液硝苯地平的峰面积；W为称样量（g）；D为稀释体积和浓度单位换算因数；$\overline{W}$为平均片重（g）；S为硝苯地平标示量。

【注意事项】

1. 检查和含量测定时要注意避光。

2. 配制流动相所用试剂均应为色谱纯，水为双蒸水。

3. 流动相和进样溶液均要经过微孔滤膜（0.45μm）滤过。

【思考题】

1. 硝苯地平检查和含量测定为什么需要避光？

2. 外标法在操作中需要注意的关键问题是什么？

（何春龙）

实验一　血药浓度法测定氨茶碱片生物利用度等药物动力学参数

【实验目的】

1. 掌握用血药浓度法测定药物制剂的生物利用度等药物动力学参数的原理和方法，并加深对这些参数的理解，同时了解血药浓度法的特点。

2. 通过静脉注射和口服两种给药途径，判断氨茶碱在家兔体内的隔室模型。

3. 反相高效液相色谱法和紫外-可见分光光度法测定生物样品中氨茶碱含量的专属性考察比较。

4. 熟悉应用 DAS3.0 统计软件进行各项药物动力学参数的计算。

5. 遵守实验动物管理条例，熟悉、掌握动物实验操作规程，敬畏生命，尊重实验动物，注重医学人文素养。

【实验原理】 氨茶碱是临床治疗哮喘的常用药物，平喘作用快，疗效好。氨茶碱是黄嘌呤类药物，是茶碱和乙二胺的复合盐，其中发挥药理作用的是茶碱，乙二胺的作用是增强其水溶性。氨茶碱在临床使用时一个明显的特征是治疗窗比较窄，有效浓度与治疗浓度很接近，安全范围小，不良反应大，个体差异大，并受生理、病理、联合用药、生物利用度等多种因素的影响，因而必须在血药浓度监测下合理应用，才能保证给药的安全性和有效性。本实验开展了对氨茶碱药物动力学的研究，采用血药浓度法测定氨茶碱片和注射剂在家兔体内的生物利用度等药物动力学参数，分析其房室模型，建立标准化测定血清生物样品中氨茶碱质量浓度的方法。

在机体内的吸收、分布、代谢与排泄过程中，药物在体内的量一直处于动态变化之中。描述这个复杂的体内过程、了解其动态变化规律，是临床合理用药的基础。房室模型理论从速度论的角度出发，将机体视作一个系统，并将该系统按药物分布的动力学特性划分为若干个房室，把机体看成是由若干个房室组成的一个完整的系统。然后选择体内的检测指标，以数学方程式反映出体内药量与时间的关系，用数学模型来拟合药物的吸收、分布和消除过程。由于血液中药物含量可以在不同时间点连续、动态采集和测定，得到血药浓度-时间曲线（又称药-时曲线），因此血药浓度是药物动力学常用的指标。大多数药物的血药浓度与其治疗作用有着密切的关系，通过血药浓度测定可求出有关药物动力学参数，为剂型设计、质量评定、合理用药提供依据。

如果某些药物进入体内后迅速向全身组织器官分布，并迅速达到分布动态平衡，此时，整个机体可视为一个房室，这类药物称为单室模型药物。但这并不意味着此时机体中各组织器官内的药物浓度完全相等，而是血药浓度的变化与器官组织内药物浓度的变化同步。用单室模型模拟药物的体内过程，在处理方法上虽然简单，但在应用上有其局限性。单室模型既然把整个机体看作一个隔室，严格来说，就必须在药物进入体循环后，迅速完成向体内各可分布组织、器官与体液的分布过程，使药物在血浆与这些组织、器官、体液之间立即达到动态平衡的分布状态。实际上，体内各部分的血流速度是不同的，药物随血液进入各组织、器官与体液时需要一定时间。因此，绝对符合单室模型的药物是不存在的，但经典的药物动力学为了简化数学处理，有必要把机体中药物分布速度相差不大的组织或体液合并成一个隔室，使机体内的隔室数减少到最低限度。

对某些药物而言，血浆与体内各可分布部位间的转运交换都较快，以致从药物吸收入血，到获得分布上的动态平衡只需要较短时间，为了数学计算方便，故这类药物可以看作近似地符合单室模型药物动力学，以单室模型拟合其体内动力学过程。但有不少药物被吸收后，向体内各部位分布速度的差异比较显著：药物在一部分组织、器官和体液的分布较快，分布时间可忽略不计，则可近似地把这些组织、器官和体液，连同血液系统一起构成一个隔室，称为中央室；把药物分布较慢的组织、器官和体液等部分，称为周边室，或称为外周室，从而构成二室模型。这种在体内形成中央室与周边室的药物，称为二室模型药物。一般而言，血流丰富，物质交换最方便的一些组织或器官，如心、肝、脾、肺、肾和血液等归属于中央室；而血流贫乏，不易进行物质交换的组织或器官，如肌肉、骨骼、皮下脂肪等归属于周边室；其他一些组织或器官的划分，要视药物的特性而定。例如，脑组织血流丰富，但它具有亲脂性的血脑屏障，对于脂溶性药物，脑组织属于中央室，对于水溶性药物，它属于周边室。药物经中央室进入系统，并从中央室消除，在中央室与周边室之间药物进行着可逆性的转运，且消除和转运过程被认为均符合一级动力学过程。因此，周边室的作用好似一个与中央室相连的储库。

有些药物需要用三室模型来表征，它是二室模型的扩展，即由中央室与两个周边室组成。药物以很快的速度分布到中央室，以较慢的速度进入浅外室，以更慢的速度进入深外室，此处中央室模型与二室模型相同；浅外室为血流灌注较差的组织，又称组织隔室；深外室为血流灌注更差的组织，如骨髓、脂肪等，又称深部组织隔室，也包括那些与药物结合牢固的组织。与二室模型相同，药物消除仅发生在中央室。

从理论上讲，药物动力学可以建立任何多室模型，但从实用角度看，四室以上的模型很少见。某种药物的隔室数是以该药物在体内的全部动态，包括分布特征，依据实验数据来确定，并不是凭主观意愿去任意划分。但是隔室的划分又与实验条件、实验方法密切相关。比较同一药物，由于实验条件及数据处理方法不同，可分成不同的隔室。隔室划分得是否合理，主要看它与实际情况是否相符（如药-时曲线拟合程度），又要考虑数据处理是否简单易行。

在药物动力学研究中，对实验测得的血药浓度或尿药浓度进行处理，可求算各种动力学参数，此时遇到的首要问题是该药属于几室模型？只有模型确定以后，才能对该药物的动力学特征作出正确评价。

隔室数的确定主要取决于：给药途径、药物的吸收速度、采样点及采样周期的安排、血药浓度测定分析方法的灵敏度等因素。应该注意的是，如果药物分布快，口服给药后，药物在吸收时间即发生分布，观察不到分布相；如果采样点的安排不适当，可能错过分布期，就会误认为是单室模型；如果分析方法的灵敏度不够，不能测定消除相末端血药浓度，也会影响隔室数的判断。目前确定隔室模型可采用作图判断、残差平方和判断、用拟合度（r^2）进行判断、AIC 法、F 检验等多种方法综合评判。

在实际工作中，主要根据 AIC 值来判断隔室模型，若用 AIC 法判断有困难时，可采用 F 检验、权重残差平方和等方法综合评价。

【实验仪器与设备、材料及试剂】

1. 仪器与设备 高效液相色谱仪、C_{18} 柱（5μm，250mm×4.6mm）、紫外-可见分光光度计、台式低速离心机、涡旋混合器、电子精密天平、超声清洗器、离心管（5ml，10ml）、10ml 的具塞试管、2～20μl 移液枪及枪头、20～200μl 移液枪及枪头、100～1000μl 移液枪及枪头、移液管（1ml，5ml）、滴管、容量瓶、家兔固定箱、红外灯、注射器、灌胃器、刀片、棉球、试管架、石英比色皿等。

2. 材料及试剂 氨茶碱标准品、对乙酰氨基酚对照品、氨茶碱注射液（0.25g/2ml）、肝素钠、0.1mol/L 盐酸溶液、0.1mol/L 氢氧化钠溶液、纯化水、三氯甲烷和异丙醇（均为分析纯试剂）、70% 乙醇溶液等。

3. 实验动物 家兔 12 只，雌雄各半，体重（2.5±0.5）kg，由内蒙古医科大学实验动物中心提供，实验前 24h 禁食不禁水。

【实验内容】

1. 氨茶碱储备液的制备 精密称取氨茶碱标准品约 25mg 至 50ml 容量瓶，加 0.1mol/L 氢氧化钠溶液溶解，配制成 500μg/ml 的氨茶碱储备液。

2. 血清样品处理 家兔取血 3.0ml，离心分离血清，精密吸取血清样品 500μl 于 10ml 离心管中，依次加入 0.1mol/L 盐酸溶液 200μl，混匀，加入混合溶剂（三氯甲烷∶异丙醇 =95∶5）5ml，快速混匀。于 3500r/min 条件下离心 10min，吸取三氯甲烷液（下层）4ml 置另一离心管中，加入 0.1mol/L 氢氧化钠溶液 4ml，快速混匀，于 3500r/min 条件下离心 10min，吸取碱液（上层）3～3.5ml，待测。

3. 测定条件 取空白血清及含氨茶碱 15μg/μl 的血清各 0.5ml，按"血清样品处理"方法操作，提取液在紫外-可见分光光度计上从 250～330nm 每隔 0.1nm 扫描一次吸光度值，得各自的图谱 A-λ 曲线，从图谱上判别氨茶碱的最大吸收波长且同时去除空白血清的影响（建议波长 275nm，269nm）。

高效液相色谱条件：采用内标法测试血药浓度（开放性实验，请自行设计）。

4. 方法学考察

（1）标准曲线的制备：取氨茶碱储备液 10μl、15μl、20μl、30μl、50μl、100μl、150μl、200μl、300μl、400μl、500μl 于 10ml 容量瓶中，用 0.1mol/L 氢氧化钠溶液定容至 10ml，以 3.3ml 纯化水加 0.1mol/L 氢氧化钠定容至 10ml 为空白对照，测定各溶液的吸光度值，得标准曲线方程、相关系数、线性范围。

（2）氨茶碱在血清中标准曲线的制备：将氨茶碱储备液稀释配制成 1μg/ml、5μg/ml、10μg/ml、15μg/ml、20μg/ml、25μg/ml 的系列标准溶液质控样品，取氨茶碱系列标准溶液各 100μl 加入 400μl 空白血清中，按血清样品处理方法操作，在吸收波长下测定，用处理过的含空白血清的碱液作空白测吸光度，以氨茶碱血清浓度为自变量，吸光度为因变量，计算 $\Delta A_{样品-空白}$，用加权最小二乘法进行回归运算，得氨茶碱直线回归方程 $A=aC+b$、相关系数（$r=0.995 \sim 1$）、线性范围。

（3）准确度和精密度测定：配制低、中、高（5μg/ml、15μg/ml、25μg/ml）3 种浓度的氨茶碱质控样品，每种浓度 5 份，按血清样品处理方法处理后同日内测定，依据当日的标准曲线计算各自的氨茶碱血清浓度，考察日内精密度；连续 3 日同法操作，获得日间精密度。

（4）提取回收率测定：配制低、中、高（5μg/ml、15μg/ml、25μg/ml）3 种浓度的氨茶碱质控样品，每种浓度 5 份，按血清样品处理方法操作，测定吸光度值，将所得的吸光度值代入标准曲线，换算成浓度（C），另测未经提取的氨茶碱对照品吸光度，以前者浓度与后者浓度之比计算提取回收率。

5. 静脉注射血药浓度的测定

（1）给药：将实验前禁食 24h 的家兔（2.5kg 左右）称重，取空白血 3ml，作为 0h 的血药浓度。将氨茶碱注射液先用 50g/L 葡萄糖注射液稀释 3 倍，然后用 37℃左右的氨茶碱，按 15mg/kg 的剂量，由耳缘静脉快速推注（2min 内完成）。

（2）取血及血清氨茶碱的分离提取：给药后 10min、20min、30min、1h、1.5h、2h、2.5h、3h、3.5h、4h、5h、7h、8h 取血 2~3ml，加上给药前的空白血样，共 14 份样品。按照血清样品处理方法处理后，转移血清至另一试管中，置低温冰箱保存待进行血药浓度测定。

（3）血清氨茶碱的测定：用处理过的含空白血清的碱液作空白测吸光度，血清碱液在吸收波长下，测定吸光度（A），代入氨茶碱在血清的标准曲线得到氨茶碱的血药浓度，计算得到的氨茶碱的血药浓度 $\lg C$ 与时间 t（h）之间的相关方程。

6. 口服给药血药浓度的测定

（1）给药：将实验前禁食 24h 的家兔（2.5kg 左右）称重，取空白血 3.0ml，然后用 37℃左右的氨茶碱，按 20mg/kg 灌胃给药。

（2）取血及血清氨茶碱的分离提取：给药后 10min、20min、30min、1h、1.5h、2h、2.5h、3h、3.5h、4h、5h、7h、8h 取血 2~3ml，加上给药前的空白血样，共

14 份样品。按照血清样品处理方法处理后，转移血清至另一试管中，置低温冰箱保存待进行血药浓度测定。

（3）血清氨茶碱的测定：用处理过的含空白血清的碱液作空白测吸光度，血清碱液在吸收波长下，测定吸光度（A），代入氨茶碱在血清的标准曲线得到氨茶碱的血药浓度，计算得到的氨茶碱的血药浓度与时间之间的相关方程。

【结果与讨论】　将上述实验结果填入表 2-1-1～表 2-1-14。

1. 氨茶碱标准曲线制备表　表 2-1-1。

表 2-1-1　氨茶碱标准曲线制备

管号	对照0	1	2	3	4	5	6	7	8	9	10	11
标准液体积（μl）	0	10	15	20	30	50	100	150	200	300	400	500
浓度（μg/ml）	0	0.5	0.75	1	1.5	2.5	5	7.5	10	15	20	25
校正吸光度												
A_1												
A_2												
A_3												
$\bar{A}$												
标准曲线线性回归方程						$A=aC+b$，（$r=?$）						

绘制标准曲线图。

2. 氨茶碱血清样品标准曲线制备表　表 2-1-2。

表 2-1-2　氨茶碱血清样品标准曲线制备

管号	参比0	1	2	3	4	5	6
标准液浓度（μg/ml）	0	1	5	10	15	20	25
标准液体积（ml）	0.1	0.1	0.1	0.1	0.1	0.1	0.1
空白血清（ml）	0.4	0.4	0.4	0.4	0.4	0.4	0.4
盐酸（ml）	0.2	0.2	0.2	0.2	0.2	0.2	0.2
三氯甲烷：异丙醇=95∶5（ml）	5	5	5	5	5	5	5
混匀，离心 3500r/min	10min	10min	10min	10min	10min	10min	10min
取下层三氯甲烷液（ml）	4	4	4	4	4	4	4
0.1mol/L 氢氧化钠溶液（ml）	4	4	4	4	4	4	4
混匀，离心（3500r/min）	10min	10min	10min	10min	10min	10min	10min
取待测碱液（ml）	3.5	3.5	3.5	3.5	3.5	3.5	3.5
校正吸光度							
A_1							
A_2							
A_3							
$\bar{A}$							
标准曲线线性回归方程				$A=aC+b$，（$r=?$）			

绘制标准曲线图。

3. 氨茶碱精密度实验结果（*n*=5，平均值 ±SD） 表 2-1-3。

表 2-1-3　氨茶碱精密度试验结果

药物浓度 (µg/ml)	日内		日间	
	测得浓度（µg/ml）	RSD（%）	测得浓度（µg/ml）	RSD（%）
5				
15				
25				

4. 氨茶碱提取回收率结果（*n*=5，平均值 ±SD） 表 2-1-4。

表 2-1-4　氨茶碱提取回收率结果

药物浓度（µg/ml）	测得浓度（µg/ml）	回收率（%）	RSD（%）
5			
15			
25			

5. 家兔静脉注射氨茶碱血药浓度测定 表 2-1-5。

表 2-1-5　家兔静脉注射氨茶碱血药浓度测定结果

管号	空白 0	1	2	3	4	5	6	7	8	9	10	11	12	13
取血时间	0	10min	20min	30min	1h	1.5h	2h	2.5h	3h	3.5h	4h	5h	7h	8h
操作				同血药标准曲线制备										
校正吸光度														
A_1														
A_2														
a_3														
$\overline{A}$														
血药浓度														

6. 静脉注射氨茶碱二室模型的拟合

（1）绘制 *C-t* 曲线和 lg*C-t* 曲线。

（2）时相的划分（表 2-1-6）。

表 2-1-6　时相的划分

时相	取样时间点（h）
吸收相	
分布相	
消除相	… 　∞

（3）β 和 B 为"消除相"血药浓度数据，由回归方程 $\lg C$-t 关系式 $\lg C = \lg B - \dfrac{\beta t}{2.303}$，求 β 和 B。

（4）残数浓度 C_r：由"分布相"相应时间的实测浓度 C 减去外推线浓度 $Be^{-\beta t}$，得到残数浓度 C_r（表 2-1-7）。

表 2-1-7　残数浓度

t（h）	C（mg/L）	$\lg C$	外推线浓度（mg/L）	C_r（mg/L）	$\lg C_r$
0	0				
0.17					
0.33					
0.5					
1					
1.5					
2					
2.5					
3					
3.5					
4					
5					
7					
8					

（5）α 与 A 为"吸收相"血药浓度数据，根据残数浓度方程 $\lg C_r = \lg A - \dfrac{\alpha t}{2.303}$，求 α 与 A 值。

（6）氨茶碱的二室模型药时方程：$C = A \cdot e^{-\alpha t} + B \cdot e^{-\beta t}$。

（7）静脉注射氨茶碱二室模型的药物动力学参数（表 2-1-8）。

表 2-1-8　静脉注射氨茶碱二室模型的药物动力学参数

A	B	α	β	k_{12} (h^{-1})	k_{21} (h^{-1})	k_{10} (h^{-1})	V_c (ml)	V_β (ml)	$t_{1/2(\beta)}$ (h)	$t_{1/2(\alpha)}$ (h)	AUC$_{0-\infty}$ (μg·h/ml)	CL (ml/h)

7. 静脉注射氨茶碱单室模型的拟合

（1）除 0h 外的所有点按单室模型的药物动力学方程：$\lg C = \lg C_0 - \dfrac{kt}{2.303}$，求 $\lg C$-t 方程、线性相关系数，绘制 C-t 图形和 $\lg C$-t 图形。

（2）静脉注射氨茶碱单室模型的药物动力学参数（表 2-1-9）。

表 2-1-9　静脉注射氨茶碱单室模型的药物动力学参数

k（h^{-1}）	V（ml）	$t_{1/2}$（h）	$AUC_{0-\infty}$（$\mu g \cdot h/ml$）	CL（ml/h）

8. 静脉注射氨茶碱隔室模型的判断　根据两种模型的血药浓度关系式，分别计算出血药浓度理论值即拟合值，再与实测浓度计算出残差平方和（SUM）、拟合度（r^2）、AIC 值（表 2-1-10）。

表 2-1-10　静脉注射氨茶碱隔室模型的判断

	SUM	r^2	AIC
单室模型			
二室模型			

静脉注射氨茶碱后其体内过程符合_____模型，判断依据为_____。

9. 家兔口服氨茶碱血药浓度测定表　见表 2-1-11。

表 2-1-11　家兔口服氨茶碱血药浓度测定表

管号	空白0	1	2	3	4	5	6	7	8	9	10	11	12	13
取血时间	0	10min	20min	30min	1h	1.5h	2h	2.5h	3h	3.5h	4h	5h	7h	8h
操作					同血药标准曲线制备									
校正吸光度														
A_1														
A_2														
A_3														
$\overline{A}$														
血药浓度														

（1）口服氨茶碱按照单室模型拟合，绘制 C-t 图形和 $\lg C$-t 图形，求 C-t 方程、消除相 $\lg C$-t 方程、吸收相 $\lg C_r$-t 方程。

（2）口服氨茶碱按照单室模型拟合，计算药物动力学参数（表 2-1-12）。

表 2-1-12 口服氨茶碱按照单室模型拟合的药物动力学参数

k (h^{-1})	$t_{1/2}$ (h)	k_a (h^{-1})	$t_{1/2a}$ (h)	t_{max} (h)	C_{max} (μg/ml)	V (ml)	AUC$_{0 \to t}$ (ml/μg)	AUC$_{0 \to \infty}$ (h·ml/μg)	CL (ml/h)

10. 氨茶碱片的绝对生物利用度 F 见表 2-1-13。

表 2-1-13 氨茶碱片的绝对生物利用度

项目	AUC$_{0 \to \infty}$ (h·ml/μg)	X_0 (mg)
静脉注射		
口服给药		
绝对生物利用度 F		
平均值 ±SD		

11. 总结 将各小组实验数据进行总结，统计处理，求出平均值和标准偏差，填入表 2-1-14。

表 2-1-14 静脉注射与口服给药参数平均值计算表

兔号	消除速率常数 k (h^{-1})		消除半衰期 $t_{1/2}$ (h)		总表观分布容积 V (ml)	吸收速率常数 k_a (h^{-1})	t_{max} (h)	C_{max} (μg/ml)	总清除率 CL (ml/h)	AUC$_{0 \to t}$ (ml/μg)		AUC$_{0 \to \infty}$ (h·ml/μg)	
	i.v.	p.o.	i.v.	p.o.	i.v.	p.o.	p.o.	p.o.	i.v.	i.v.	p.o.	i.v.	p.o.
1													
2													
3													
4													
5													
6													
平均值 ±SD													
F													

注: i.v. 为静脉注射; p.o. 为口服

【注意事项】

1. 给药和取血的操作是整个实验成败的关键。给药时以左手指放在耳下作垫，并以拇指压住耳边缘部分；右手持注射器，从静脉末端向心脏方向刺入 1cm，推动针栓给药。注毕，用药棉压住针眼，拔出针头，继续压数分钟。心脏取血过程尽量一针见血，取血量在 1.5ml 左右。不能太多也不能太少。太多，家兔可能无法采血 14 次，导致实验失败。若太少，将影响氨茶碱的提取。

2. 分离提取过程中用三氯甲烷-异丙醇溶液提取血清中氨茶碱时，振摇不要过度，否则样品与有机溶剂会发生乳化现象，乳化后血清中的蛋白质会吸附部分三氯甲烷中的氨茶碱，将使分离提取不全及测定结果偏低。另外，在吸取下层液时，要转移至另一玻璃试管中再吸取，且在转移过程中不要将中间层的血清蛋白混入下层。

3. 家兔氨茶碱耳缘静脉注射速度要缓慢而匀速，速度过快会加强氨茶碱对家兔心脏的兴奋作用；断断续续推药会导致血药浓度的波动，使实验数据不规律，影响房室模型判断。

4. 如果采用动脉插管取血法，此实验过程中，先进行颈动脉分离后，再耳缘静脉注射氨茶碱。注射毕立即颈动脉插管，插管时间基本上与第一个取样点的时间大致相同。本实验持续时间较长，为了延长家兔的存活时间，手术切口不要太大，要用浸有 0.9% 氯化钠注射液的纱布盖在创面上。实验过程中若出现插管堵塞，可以迅速用血管夹夹住血管，拔下插管，剪断丝线，换插管重新进行颈动脉插管。

【思考题】

1. 在哪些药物动力学实验中可以利用残数法处理实验数据？

2. 如果需了解药物口服绝对生物利用度 F，本实验设计可以作哪些补充或修改？

3. 做好本实验的关键是什么？操作中应注意哪些问题？

4. 如果自己实验组的数据结果不理想，可能的原因是什么？怎样改进？阐述详细方案。

5. 为什么要进行上述数据处理？

6. 本实验误差来源有哪几方面？

7. 隔室模型的确定受哪些因素的影响？如何判断？

8. 分析血样处理过程中，分别加入盐酸的作用是什么？加入氢氧化钠的作用是什么？

（李瑞娟）

实验二　尿药排泄速度法测定药物动力学参数

【实验目的】

1. 掌握单剂量口服给药的尿药排泄速度法测定核黄素药物动力学参数的原理与方法。

2. 熟悉单剂量口服给药的尿药排泄速度法的计算公式。

3. 综合运用辩证唯物主义认识论来剖析影响口服药物体内过程的影响因素。

4. 培养学生的科学探索奉献精神，得到求真务实的实验数据。

【实验原理】　对于血管外途径给药，在药物满足尿药法有关条件时，也可用尿药排泄数据法求算有关药物动力学参数，包括速度法、亏量法及瓦格纳-纳尔逊（Wagner-Nelson）法等。

　　本实验采用尿药排泄速度法测定核黄素经口服后人体内的药物动力学参数。核黄素进入人体后，在小肠上部被吸收，当摄入量较大时，在肝肾常有较高的浓度，但身体储存核黄素的能力有限，超过肾阈即通过泌尿系统，以游离原型的形式排出体外，经肾排泄的过程符合一级速率过程，可采用尿药排泄数据法求算药物动力学参数。

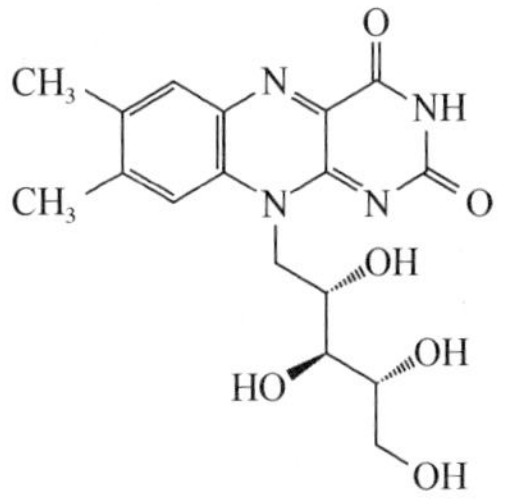

　　核黄素（化学结构见图 2-2-1），其异咯嗪环上 1，5 位 N 存在的活泼共轭双键，既可作氢供体，又可作氢递体。在连二亚硫酸钠（保险粉）的作用下，能还原为无色双氢核黄素，在 444nm 的波长处有吸收。利用这一特性，可以由加入连二亚硫酸钠前后两次测得的吸光度的差值来计算尿液中核黄素的含量。

图 2-2-1　核黄素的化学结构

　　尿中药物的排泄不以恒速进行，但尿药浓度的变化与血药浓度的变化成正比，血药（X）转化为尿药（X_u）的速率是由肾排泄速率常数（k_e）控制的，单室模型血管外给药尿中原型药物排泄速率可用公式 $\dfrac{\mathrm{d}X_u}{\mathrm{d}t} = k_e X = \dfrac{k_e k_a F X_0}{k_a - k}\left(e^{-kt} - e^{-k_a t}\right)$ 表示。

　　一般 $k_a \gg k$，当 t 充分大时，$e^{-k_a t} \to 0$，则上式简化为 $\dfrac{\mathrm{d}X_u}{\mathrm{d}t} = \dfrac{k_e k_a F X_0}{k_a - k} e^{-kt}$

　　两边取对数并以平均速率 $\dfrac{\Delta X_u}{\Delta t}$ 代替瞬时速率 $\dfrac{\mathrm{d}X_u}{\mathrm{d}t}$，以中点时间 t_c 代替 t，则得下式：

$$\lg \frac{\Delta X_u}{\Delta t} = \lg \frac{k_e k_a F X_0}{k_a - k} - \frac{k}{2.303} t_c$$

式中，ΔX_u 为某段时间 Δt 内排出的尿药量，k_e 为表观一级肾排泄速率常数，k_a 为表观一级吸收速率常数，F 为绝对生物利用度，X_0 为给药剂量，以 $\lg \dfrac{\Delta X_u}{\Delta t}$ 对 t_c 作图，可得一条二项指数曲线，从曲线尾段直线的斜率可求出一级消除速率常数 k。

　　尿药总排出量可根据下式求得

$$X_u^\infty = X_u^{0 \to t} + X_u^{t \to \infty} = X_u^{0 \to t} + \frac{(\Delta X_u / \Delta t) t}{k}$$

$$肾排泄百分率\% = \frac{X_u^\infty}{X_0}$$

　　除了血药浓度法，应用尿药浓度法也可测定制剂的生物利用度。尿药浓度法采用累积尿药量来计算生物利用度。

$$\text{绝对生物利用度 } F = \frac{X_{u(po)}^{\infty}/D_{(po)}}{X_{u(iv)}^{\infty}/D_{(po)}} \times 100\%$$

式中，po 为口服制剂，iv 为静脉注射制剂。

在利用尿药排泄速度法计算药物动力学参数时应注意以下几个问题。

1. 以"$\lg\dfrac{dX_u}{dt} \to t$"作图时，严格讲，理论上的"$dX_u/dt$"应为 t 时间的瞬时尿药排泄速度，但尿中药物不以恒速排泄，实际工作中无法测出。一般在某段间隔时间"$t_1 \to t_2$"内收集尿液，以该段时间内排泄的原型药物量"$X_{u2}-X_{u1}$"（即 ΔX_u）除以该段时间"t_2-t_1"（即 Δt），得到一个平均尿药速度 $\Delta X_u/\Delta t$。该平均尿药速度对该集尿期的中点时间"t_c"作图。可以近似地看作该段集尿时间内点时间的瞬时尿药速度。于是，采用 $\lg\dfrac{\Delta X_u}{\Delta t}$ 对 t_c 作图以代替理论上的 $\lg\dfrac{dX_u}{dt}$ 对 t 作图。因此实验数据点通常会出现较大的散乱波动，说明这种图线对于测定误差很敏感，可采用线性最小二乘法进行回归分析，确定误差较大的数据点，适当取舍后计算药物动力学参数。

2. 原型药物经肾排泄速度的对数对时间作图，所得直线的斜率，仅跟体内药物总的消除速率常数 k 有关，因此，通过该直线求出的是总的消除速率常数 k，而不是肾排泄速率常数 k_e。

3. 以尿药排泄速度法作图时，常常不是采用相同的时间间隔收集尿样。如果收集尿样的时间间隔超过 1 倍半衰期将有 2% 误差，2 倍为 8% 误差。因此，如果药物半衰期很短，以至于无法在小于 2 倍半衰期的时间间隔内收集尿样，会引起较大误差，那么对这种类型的药物，最好采用相等的集尿时间间隔。尿药排泄速度法集尿时间只需 3～4 个半衰期，且作图确定一个点只需要连续收集两次尿样，不一定收集全过程的尿样，因此该法易被受试者接受。

【实验仪器与设备、材料及试剂】

1. 仪器与设备　721-型分光光度计、烘箱、容量瓶、移液管、接尿杯、100ml 和 50ml 量筒、分析天平、20ml 具塞刻度试管、胶头滴管、称量纸、50ml 烧杯、水浴装置、玻璃棒等。

2. 材料及试剂　核黄素标准品、核黄素药片（标示量 5mg/片）、连二亚硫酸钠、甲苯、纯化水、冰醋酸等。

【实验内容】

1. 标准曲线的制作　核黄素为水溶性维生素，但微溶于水，在室温下，溶解度为 12mg/100ml。本品在碱溶液中加热可被破坏，在光照及紫外照射下会发生不可逆的分解，在酸溶液中稳定。

（1）标准溶液配制：精密称取 105℃干燥 2h 的核黄素标准品 50mg，放在 50ml 烧杯里，加入 0.02mol/L 乙酸溶液（配制方法见附录 1）30ml，置水浴加热溶解，放冷至室温，以玻璃棒引流，定量转移到 500ml 容量瓶中，烧杯中的样品溶液转移后，用 0.02mol/L 乙酸溶液洗涤 3～4 次，将洗涤液一并转入容量瓶中。当溶液稀释至容量瓶容积 2/3 时，应摇晃容量瓶，使溶液初步混匀，然后向容量瓶中缓慢地注入 0.02mol/L 乙酸溶液到刻度线以下 1～2cm 处，最后改用胶头滴管滴加 0.02mol/L 乙酸溶液至刻度定容，摇匀得浓度为 100 μg/ml 溶液。本液应用甲苯液封，置凉暗处保存。

（2）绘制标准曲线：精密吸取标准溶液 0.1ml、0.3ml、0.5ml、1ml、2ml、3ml、4ml、5ml 分别置于 10ml 容量瓶中，用酸化纯化水（即 1ml 冰醋酸加 99ml 纯化水即得）定容，摇匀。以酸化纯化水为空白，在 444nm 波长处分别测定容量瓶中溶液的吸光度（A_1）。然后，在每瓶中加连二亚硫酸钠约 100mg，摇匀。在 1min 内再次测吸光度（A_2），两次测值之差（ΔA）即为核黄素的吸光度，以此值为纵坐标，浓度为横坐标绘制标准曲线并求出回归方程。

2. 核黄素尿药浓度测定

（1）服药及尿样收集：选择若干志愿受试者，服药前一天及实验期控制食谱，不吃富含核黄素的食物，如蛋黄、奶类及其制品、肉、动物肝脏、鱼、豆类及其制品、绿叶蔬菜、胡萝卜、香菇、紫菜、橙子、柚子、麦乳精等，并不得服用含 B 族维生素的药品，不得喝各种饮料，尤其是含有维生素的功能饮料。

服药前一天收集 24h 空白尿液供测定空白尿液中核黄素含量用。

临服药前排空小便，早餐后立即服用核黄素 6 片（5mg/片）（注：不要空腹服用，最好与早餐同时服用），用温开水吞服（服药时最少喝 350ml 的温水），记录服药时间，按片剂服下后（每次取完尿，缓慢喝 350ml 温开水），第 0.5h、1h、1.5h、2h、2.5h、3h、4h、5h、6h、7h、8h、9h、11h、13h、15h、16h 收集尿液，用量筒量取并记录尿液体积，然后将尿液倒入盛有 0.2ml 冰醋酸的刻度试管内至 20ml，摇匀，于阴凉处避光保存，供测定用。

（2）空白尿液中核黄素含量测定：将 24h 所有的空白尿液混匀，将空白尿液倒入盛有 0.2ml 冰醋酸的具塞刻度试管内至 20ml（多余的空白尿液倒掉），取 10ml 按"1.标准曲线的制作（2）绘制标准曲线"项下方法"以酸化纯化水为空白"起，依法测定吸光度，以两次测值之差（ΔA），代入回归方程，求出空白尿液中核黄素含量。

（3）尿样中核黄素含量测定：取酸化尿液 10ml，按"1.标准曲线的制作（2）绘制标准曲线"项下方法"以酸化纯化水为空白"起，依法测定吸光度，以两次测值之差（ΔA），代入回归方程，求出尿样中核黄素含量。

【结果与讨论】

1. 核黄素标准曲线　将标准曲线数据列表（表 2-2-1），并求出回归方程。

表 2-2-1　核黄素标准曲线

项目	编号							
	1	2	3	4	5	6	7	8
标准液浓度（μg/ml）								
A_1								
A_2								
ΔA								

回归方程：

2. 空白尿液中核黄素含量　测定受试者空白尿液中核黄素含量，并列入表 2-2-2。

表 2-2-2　空白尿液中核黄素含量

A_1	A_2	ΔA	24h 尿量（ml）	24h 空白尿液中核黄素总量（μg）	平均每 2h 尿中排泄量（μg）

　　3. 尿样中核黄素含量　测定受试者口服核黄素片后每个时间点的尿药浓度，并计算体内核黄素排泄量，将其列入表 2-2-3。

表 2-2-3　尿样中核黄素含量

试管号	集尿时间 t（h）	Δt（h）	t_c	尿量（ml）	A_1	A_2	ΔA	尿药浓度（μg/ml）	ΔX_u（μg）	累积药量 X_u（μg）	$\dfrac{\Delta X_u}{\Delta t}$	$\lg\dfrac{\Delta X_u}{\Delta t}$
①	0～1	1	0.5									
②	1～2	1	1.5									
③	2～4	2	3									
④	4～6	2	5									
⑤	6～8	2	7									
⑥	8～10	2	9									
⑦	10～12	2	11									
⑧	12～14	2	13									
⑨	14～16	2	15									

　　$\Delta X_u = \Delta t$ 时间间隔内体内排出核黄素总量 – 相同时间间隔内空白尿液中核黄素量

4. 数据处理

（1）绘制核黄素尿药排泄速率图（二项指数曲线，用软件作图，保存后打印）。

（2）从二项指数曲线尾段直线部分的斜率，计算核黄素的消除速率常数（k）为_____，半衰期（$t_{1/2}$）为_____ h。

（3）计算核黄素总排药量（X_u^∞）为____ mg。

（4）核黄素肾排泄百分率为____%。

（5）计算口服核黄素片的绝对生物利用度（据文献报道，核黄素静脉注射后尿中总排泄量为给药剂量的97%）为_____%。

【注意事项】

1. 受试者服药前两天及实验当天应控制食谱，不吃富含核黄素食物，规律作息时间。

2. 必须按时收集尿液，每次应将尿液排尽，计量，不得损失、污染。

3. 取尿容器、量尿体积的量筒，每次应用水冲洗干净，沥干备用，不要残留水渍而影响下一个尿样。

4. 每次排尿后可以根据需要喝水，以保持一定的尿量。

5. 整个操作过程均应注意避光，阳面实验室拉窗帘。

6. 实验前一天24h的空白尿液一定要收集完全，不可丢失。

7. 连二亚硫酸钠易吸潮，不要提前称取，应临用前称取。

8. 正式实验的前一天晚餐不要吃得太饱，不要摄入含有大量核黄素的食品。

【思考题】

1. 用尿药排泄速度法测定生物利用度时取尿时间应为多长？该方法误差来源有哪些？

2. 用尿药排泄速度法能够求出哪些动力学参数？应用此法有何优缺点？

3. 测定核黄素片生物利用度时，为什么服药前一天要收集24h空白尿液？

4. 分析实验组的实验数据，讨论影响核黄素片体内吸收、分布、代谢、排泄过程的因素。

5. 实验组的单剂量口服核黄素片的体内药物动力学规律实验数据是否精确？能否真实反映并解决科学问题？为什么？请从服药志愿者、标准曲线制作者、实验组内操作者、实验环境条件、实验者科研态度、科学精神等方面逐一分析阐述详细原因。

（李瑞娟）

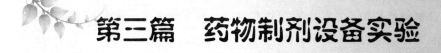

第三篇　药物制剂设备实验

实验一　高速搅拌切割制粒机

【实验目的】

1. 掌握高速搅拌切割制粒工艺流程。

2. 熟悉高速搅拌切割制粒机的工作原理。

【实验原理】

1. 设备简介　高速搅拌切割制粒机具有搅拌桨与切割刀均采用变频调速，易于控制颗粒大小；转动轴腔充气密封，消除粉尘黏结现象；出料口为圆弧形，杜绝四角，且带自动清洗功能等优点，广泛应用于医药行业粉与粉混合、粉与黏合剂制粒。

2. 设备结构　该设备主要由锥形料斗、搅拌桨、切割刀、进料装置、进液装置、出料口和掌握系统及充气密封、充水清洗、夹套水冷却等辅助系统所组成。该设备优点：采用卧式圆筒构造，充分密封驱动轴，可用水清洗；流态化造粒，成粒近似球形，流淌性好；较传统工艺削减 15%～25% 黏合剂，干燥时间缩短；每批次干混需 2min，造粒需 1～4min，功效比传统工艺提高 4～5 倍；在同一封闭容器内完成干混—湿混—制粒，工艺缩减，无粉尘飞扬符合 GMP 规范；整个操作具有严格的安全保护措施。

3. 工作原理　该设备主要由制粒筒、搅拌桨、切割刀和动力系统组成。当原料、辅料和黏合剂进入制粒筒并盖封后，启动电源，大搅拌桨的小切割刀就按各自的轴进行旋转运动，大搅拌桨主要使物料上下左右翻动并进行均匀混合。小切割刀则将物料切割成均匀的颗粒。由于高效混合制粒机制粒迅速且准确，只需将电流表或电压表与小切割刀连接，根据电流或电压读数即能精确判断制粒终点。

【使用方法】

1. 认真检查设备清洁状态标志，挂上设备正在运行标志。

2. 完成运转准备工作

（1）检查各装置电器线路是否准确完好。

（2）检查压缩空气管路。

（3）接通控制电源。

3. 接通电源，开启压缩空气控制阀。

4. 开启顶盖，投入需制粒的物料，然后关上顶盖。

5. 将"制粒""清洗"开关推至"制粒"位置，根据工艺规程设置混合制粒时间。

6. 调节搅拌气流、切割气流至流量计量程 2/3 位置。

7. 开启搅拌低速挡，根据工艺规程混合物料至所需时间，然后从加液斗中加入黏合剂，同时开启切割低速挡。

8. 根据不同物料及工艺规程要求，低速搅拌、切割一定时间后，将之切换为高速挡进行搅拌、切割。制粒时间达到后，设备自动停止。

9. 开启搅拌低速挡出料。

10. 运转结束停止运转，开启卸料阀，取出产品。

11. 完成清洁工作。

打开容器盖，将剩余物料扫净，先用饮用水将容器内部清洁干净，再用纯化水清洁容器内部一次。

【注意事项】

1. 设备在运转过程中不得用手试探软材情况，以免造成事故。

2. 压缩空气气压需 ≥0.4 MPa，设备才能启动。

3. 加入物料、黏合剂不得过多，视体积而定，过多会因电流超载而停机。

4. 将"制粒""清洗"开关推至"制粒"位置时，若顶盖未关好，搅拌切割均不能启动。

5. 工艺摸索过程中，需控制搅拌时间和黏合剂用量，干物料混合时间控制在 60～360s；加入黏合剂湿混时间以 60～120s 为宜，具体黏合剂用量和时间可在头一次制粒时分 40s、60s、80s 等时间停机检查软材性状确定。

6. 制粒完成后，清洁要彻底，中轴部分需勤清洁，此部分易产生黑点，给生产带来不必要的麻烦。

（胡少男）

实验二 旋转式多冲压片机

【实验目的】

1. 掌握旋转式多冲压片机的结构和压片过程。

2. 熟悉旋转式多冲压片机的使用方法。

【实验原理】 旋转式多冲压片机是在单冲压片机基础上发展起来的一种能够连续完成填料、压片、出片等一系列动作的压片设备，是目前制药工业中片剂生产的主要设备。旋转式多冲压片机具有以下特点。①产量高，高于单冲压片机数十倍。②采用压轮逐渐加压，无冲击现象，机器运行噪声低。③上、下冲同时加压的压片方式，使得压力均匀，颗粒中的空气能顺利排出，裂片率低。④上料器固定，加料时间长，片重较均匀。旋转式多冲压片机按流程分单流程和双流程两种。单流程的压片机有一套压轮（上、下压轮各一个）和上料系统；双流程的压片机有两套压轮和上料系统。

旋转式多冲压片机的结构如图 3-2-1、图 3-2-2 所示，主要由动力部分、传动部分及工作部分构成。工作部分中有绕中轴旋转的机台，机台分上冲层、模圈层、下冲层。机台的上冲层装有上冲，模圈层装有与之配套的模圈，下冲层装有下冲；另有上下压轮、片重调节器、压力调节器、推片调节器、加料斗、饲粉器、刮粉器、防护装置等。机台位于设备的中轴上并绕中轴转动，机台上层的所有上冲随机台同步旋转，并沿上冲轨道规则地上下运动。下冲也随机台同步旋转并沿下冲轨道上下运动，对物料加压。压片机的加料斗下端出口对准饲粉器，物料被饲粉器填入模圈内，经上下冲头加压形成片剂。片重调节器通过调节下冲经过饲粉器时的降低深度以调节填充容积。推片调节器通过调节下冲上抬至与机台模圈上缘平齐，将药片从模圈完全推出。压力调节器是通过调节上、下压轮接近时下压轮的高度，调节压片的压力。

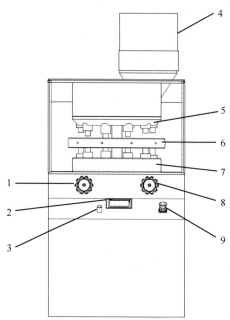

图 3-2-1　旋转式多冲压片机结构简图

1. 压力调节器；2. 控制面板；3. 压片速度调节器；4. 加料斗；5. 上冲层；6. 模圈层；7. 下冲层；
8. 片重调节器；9. 急停开关

旋转式多冲压片机的压片过程如图 3-2-2 所示，下冲旋转至饲粉器处，颗粒流满模圈，随着机台的转动，下冲移至片重调节器，被片重调节器推动至适宜高度，多余的物料溢出，经刮粉器刮平，随着机台进一步转动，上冲和下冲分别旋转至上、下压轮之间，此时上、下冲之间的距离最小，并将颗粒压制成片。当下冲继续旋转至推片调节器处，下冲上抬至与机台模圈上缘平齐，药片被刮粉器推出。

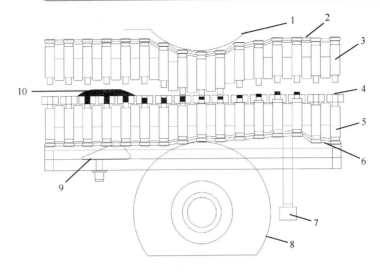

图 3-2-2　旋转式多冲压片机压片过程示意图

1. 上压轮；2. 上冲轨道；3. 上冲；4. 模圈；5. 下冲；6. 下冲轨道；7. 推片调节器；8. 下压轮；9. 片重调节器；10. 饲粉器与刮粉器

【使用方法】

1. 操作前准备　检查压片机各部件安装是否正确，冲模规格是否合适，接通主机电源。

2. 压片　将物料缓慢加至加料斗内，转动压力调节器至压力较小值，调节变频调速器旋钮至低速，按启动按钮，转动片重调节器，调节片重，对压出的药片称重，调节片重调节器至片重合适，调节压力调节器至压力合适，使片剂能达到要求的硬度，调节调速器旋钮将转速提高，进入正常压片。

3. 设备清理　加料斗内接近无颗粒时，按停止按钮，待机器完全停下。将加料斗内剩余物料放出，收集至规定容器中，将加料斗、饲粉器、刮粉器等可拆卸部件拆下，用清水冲洗干净，必要时加入适量清洁剂。清洁完毕后，用热风循环烘箱在 50℃烘干，干燥后取出。用软毛刷清洁上、下冲和模圈上残留的药粉，用洁净的软质干抹布蘸取少量乙醇，擦拭上、下冲和模圈，始终朝一个方向擦拭，直至擦拭完毕，将加料斗、饲粉器、刮粉器安装至压片机上。

【注意事项】

1. 压片机的防护罩在使用前应装妥、关闭。

2. 检查颗粒质量：颗粒应干燥，颗粒中的细粉比例不宜超过 10%，颗粒大小应均匀，以免导致片重差异较大甚至影响机器正常运转。

3. 压片机卡住不能转动时，应立即暂停查找原因，如果是压力过大所致，应降低压力，卸去负荷，去除黏附和卡滞的物料，但注意不可用手去取，以免误伤。

（赛　　那）

实验三　高效包衣机

【实验目的】

1. 通过对吲哚美辛片剂进行包衣制备，掌握片剂包衣工艺的方法流程。

2. 掌握包衣机的使用方法及片剂包衣工艺的质量检查。

3. 锻炼学生的自主实验技能，提高协作创新能力。

【实验原理】

高效包衣机的结构及原理　高效包衣机主要由主机、热风机、排风机、喷雾系统、微处理程序控制系统组成（图 3-3-1）。其中主机由包衣机滚筒、搅拌器、驱动机构、喷枪、热风排风分配管部件组成。热风机主要由风机、初效过滤器、中效过滤器、高效过滤器、电加热交换器等五大部件组成。各部件都安装在一个由不锈钢制作的立式框架内，其外表面为不锈钢板。主机所需热风为自然空气经初、中、高效过滤后达到洁净空气的要求，经电加热交换器加热到所需设定温度所得，热风进入主机包衣滚筒内对片芯进行加热。排风机由风机、除尘器、清灰机构及集灰箱四大部件组成，各部件都安装在一个立式框架内，外表面为不锈钢板，其作用是把包衣机滚筒内的包衣尾气经除尘后排出。使包衣机滚筒内处于负压状态，既促使片芯表面的敷料迅速干燥，又可使排至室外的尾气得到除尘处理（图 3-3-2）。喷雾系统分为以下两种：①糖浆包衣系统，由硅胶管、搅拌保温罐、蠕动泵等部件和辅机组成；②薄膜包衣喷雾系统，由搅拌保温罐、蠕动泵、硅胶管、流量调节器、喷枪等部件和辅机组成。通针式柱塞喷枪提高了雾化效果，可解决喷嘴泄漏和堵塞等问题，使用时只要旋转喷枪尾部的调节螺栓即可调整喷浆量和改善雾化状态。作业过程中如出现堵塞，只要关闭压缩空气进气，柱塞在尾部弹簧作用下，向喷枪头部喷嘴口移动，通针进入喷嘴口即可去除堵塞物（图 3-3-3）。机器面板上的程序控制器为包衣机各个功能的集合单元。

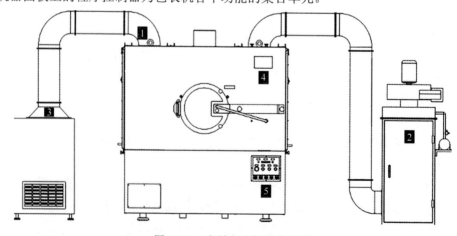

图 3-3-1　高效包衣机结构简图

1. 主机；2. 热风机；3. 排风机；4. 喷雾系统；5. 微处理程序控制系统

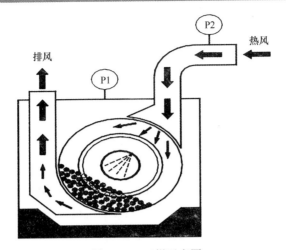

图 3-3-2　干燥示意图

P1. 包衣机滚筒；P2. 进风管路

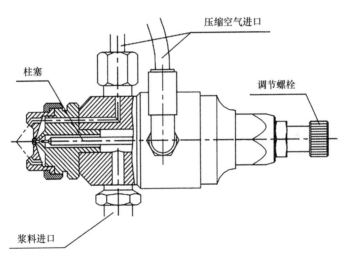

图 3-3-3　喷枪结构图

【使用方法】

1. 检查机器各部件是否完好，是否清洁卫生，并按消毒规程进行消毒。

2. 根据包衣投药量、片芯及包衣液的形状，装上合适滚筒，并注意套口角度。安装并调节好喷雾装置，检查运转、滚筒、吹风、喷雾等装置是否可以正常运转，安装外置正空泵和顶针起源管路。

3. 开机前在控制面板上输入操作员信息。

4. 调整好蠕动泵每分钟的流量，检查压缩空气的压力是否符合要求，调整电加热热风温度及送风量，将喷枪角度调至最佳状态，以喷枪口与片芯翻动曲线中央成 45° 为宜。

5. 调整排风量及温度，观察片芯干燥程度，记录包衣时间，待包衣工作结束后调至垂直向上位置，以免影响出片。

6. 操作完毕后，依次关掉蠕动泵、空气压缩机、电热丝、热风器、电机、机柜门。

【注意事项】

1. 按规定佩戴防护用品进行操作（如口罩、手套和护目镜等）。

2. 严格按照设备标准操作规程进行操作。

3. 设备严禁超负载运行，严禁操作员脱岗。

4. 清理机器要关闭总电源，在停机状态下进行，严禁用水冲洗电机、控制箱及排风筒等部件，严禁用湿布擦拭电器开关，以免发生触电事故。

5. 机器在运行过程中，严禁用手摸、擦设备运转部位。发现异常要立即停机检修，检修完毕确认故障排除后，方可重新启动。

6. 设备上及设备内部禁止放置抹布等其他杂物。

7. 启动设备前，必须在查看电源防爆情况后，方可开启设备。

8. 肠溶衣片和薄膜衣片进行包衣时，必须遵守防爆操作规范。

（祖　文）

实验四　全自动制丸机

【实验目的】

1. 熟悉全自动制丸机的结构。

2. 了解全自动制丸机的使用方法。

【实验原理】　全自动制丸机是将粉末状原料制成的软材进一步制成水丸、蜜丸等丸状制剂的设备。全自动制丸机具有操作简单、清洗方便、药条直下进入搓轮，不需断条、接条等人工操作，并带有抛光球，制备的产品丸形圆整、大小均匀、不易破碎、无须筛选。制丸时，将黏度适宜的物料投入料斗中，在螺旋推进器的挤压下，挤出一条或多条直径相同的药条。药条进入制丸滚轴中，经过快速切磋，即可制成大小均匀的药丸。

全自动制丸机的结构见图 3-4-1。

【使用方法】

1. 制软材　将药粉、黏合剂等置于混合机混合均匀，或采用人工混料。混合好的物料应不黏手并硬软一致，以"用手捏之成团，轻触即散"为好，将物料置于堆料盘上。

2. 丸粒制备　更换上与滚轴配套的出料口，将出好的药条放入导向板，启动搓丸与切丸电机，使药条前部进入两滚轴之间。调节调速旋钮使切丸速度略快于出条速度，使药条形成直线，并观察药丸圆整度。

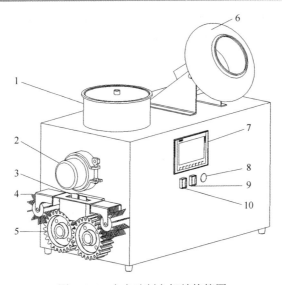

图 3-4-1 全自动制丸机结构简图

1. 搅拌仓；2. 出料口；3. 导向板；4. 毛刷辊；5. 滚轴；6. 抛光锅；7. 控制面板；
8. 切丸调节；9. 搓丸开关；10. 出条开关

3. 设备清洗 使用后，取下出料口，退出丝杆，清洗机器内部。取下滚轴清洗，安装至原位，并保持设备内外表面清洁干燥。

【注意事项】

1. 机器如果出现异常的气味或声音，应立即切断电源排查原因。

2. 制丸机运转过程中，不要将异物和手放入进料斗等部件内，以免轧伤手或损坏设备。

3. 如物料卡住，电机不运转，应立即关闭电源，及时清除被卡住物料。

（赛　那）

实验五　全自动胶囊填充机

【实验目的】

1. 掌握全自动胶囊填充机的操作工艺流程。

2. 熟悉全自动胶囊填充机的工作原理。

【实验原理】

1. 设备简介 该设备集机、电、气为一体，采用孔塞式充填、间歇式运转、变频调速，适用于将粉末状、颗粒状或微丸、小片等物料填入空心胶囊内，自动完成囊体的就位、分囊、充填、废囊剔除、紧囊等动作，有效减轻劳动强度，提高生产效率，且能符合 GMP 生产要求。

2. 设备结构 该设备分为如下八个工位。

第一工位：胶囊料筒内的胶囊会逐个竖直进入送囊板内，先由水平拨叉推至矫正块外端，再由垂直叉及真空吸力顺入膜孔内，并将帽、体分离。

第二工位：上模块上升，下模块向外运动。

第三工位：物料充填，药室中的物料经过五次充填压缩后推入胶囊体内。

第四工位：吸尘管路将帽体未能分离的残次胶囊剔除。

第五工位：上模块下降，下模块向内运动。

第六工位：锁合推杆上升使已充填的胶囊锁合。

第七工位：将锁好的胶囊推出收集。

第八工位：吸尘机清理膜孔后再次进入下一个循环。

3. 工作原理　全自动胶囊填充机的工作原理分为两个部分，分别是胶囊的运动和药品充填。

（1）胶囊的运动：在充填过程中，胶囊的运动依靠分度箱作间断的不连续的回转。胶囊的充填量主要是由计量盘孔的容积决定的。空心胶囊在胶囊料斗中，经主板上下运动，依靠自身重力进入胶囊导槽中，再由水平拨叉垂直插头使其囊帽朝上、囊体朝下进入上、下模块中，在真空吸力的作用下，囊体、囊帽分离，之后模块进入药粉充填工位。

（2）药品充填：盛粉环中的传感器控制其上方的螺旋下料杆，源源不断加入的药品使盛粉环内的药粉高度恒定，在计量盘间歇旋转的同时，五组夯实杆依次夯实计量盘孔内的药品，并在充填工位把药柱推入胶囊体内，之后依次进入胶囊剔废、胶囊锁合、成品胶囊排出、模块清洁工位，继而进入新的一轮工位循环，周而复始。

【使用方法】

1. 打开主电源开关。

2. 开启压缩空气，检查压力表压力显示是否在 6 bar（1bar=1×10^5Pa）。

3. 插上吸尘器电源并连接好软管；开启输入管口，检查真空泵压力是否为 –0.2bar；关闭输入管口后，压力表显示约为 –0.8bar，真空压力显示不符合要求时，调整控制阀达到压力要求。

4. 把胶囊漏斗及物料漏斗装满。

5. 点击"功能开关"，随后点击"刹车释放制动"。

6. 点击"功能开关"，随后点击"开真空泵"。

7. 在点动模式下运行机器，直到所有工位都填满胶囊。

8. 点击"功能开关"，随后点击"开螺杆电机"，直到计量盘上的物料达到理想的充填水平。

9. 在点动模式下运转机器数圈。

10. 根据物料的每粒装填量，调节充填杆到适当高度，使每粒胶囊的装量在合适范围内。

11. 点击控制面板上的"机器数据"，进入机器数据设置，设定加料点击转数。

12. 调节废弃胶囊工位上的节流阀。

13. 试生产一些胶囊后，检查胶囊的重量等是否符合控制要求。

14. 若符合相关要求，即可开始生产。

15. 生产结束后，停止生产，关闭吸尘器、压缩空气及主电源，并对设备进行清理。

【注意事项】

1. 全自动胶囊填充机系振动机械，应常检查各部位螺钉的紧固情况，若有松动，应及时拧紧，以防故障和损坏。

2. 有机玻璃部件（工作台板、药板）应避免阳光直射和接近高温，不得搁置重物，药板必须竖直放置或平放，以免变形和损坏。

3. 全自动胶囊填充机外壳和机身必须接地，以确保安全，工作完毕切断电源。

4. 全自动胶囊填充机工作完毕，应清理机上和模具孔内残留药物，保持整机干净、卫生，避免用水冲洗主机，机上模具如需清洗，拧松固定螺丝，即可取下清洗。

（胡少男）

实验六　喷雾干燥机

【实验目的】 掌握喷雾干燥机的结构和操作方法。

【实验原理】 见图 3-6-1。

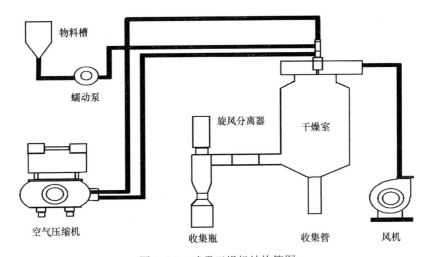

图 3-6-1　喷雾干燥机结构简图

喷雾干燥机一般以五个控制单元为主，分为供料系统、供热系统、雾化系统、干燥系统及气固分离系统。供料系统是将料液通过供料泵顺利输送到雾化器中，并能保证其正常雾化，根据所采用的雾化器形式和物料性质不同，供料的方式也不同，常用的供料泵有蠕动泵、螺杆泵、计量泵、隔膜泵等，对于气流式雾化器，在供料的同时还要提供压缩空气以满足料液雾化所需的能量，除供料泵外还要配备空气压缩机。供热系统为干燥提供足够的热量，以空气为载热体输送到干燥室内，供热系统形式的选定也与多方面因素有关，其中最主要的因素还是料液的性质和产品的需要，供热设备主要有直接供热和间接供热两种形式，风机也是这个系统的一部分。雾化系统是整个干燥系统的核心，雾化系统中的雾化器主要有三种基本形式：离心式、压力式和气流式。离心式是以机械高速旋转产生的离心力为雾化动能；压力式是以供料泵产生的高压为主要动能；气流式是以高速气流产生的动能为主要的雾化动能。三种雾化器对料液会有不同的适应性，得到产品的粒径也会有不同。干燥系统具有各种不同形式的干燥器，依据不同的雾化系统来进行配合。气固分离系统是雾滴被干燥除去大量水分后形成粉粒状产品，一部分在干燥室底部与气体分离排出，一部分随尾气进入气固分离系统进行再次分离。气固分离系统主要有干式和湿式两种类别。

【使用方法】

1. 首先开启离心风机，然后开启电加热，并检查有否漏气，如正常即可进行预热，因热风预热决定着该设备的干燥能力，在适应被干燥物料性质的前提下，应尽可能提高进风温度。

2. 预热时，干燥室底部和旋风分离器下料口处阀门必须关好，以免冷风进入干燥室，降低预热效率。

3. 当干燥室进口温度达到设定温度时，开启离心喷头，当喷头达到规定转速时，加入料液，开启进料泵，进料量应由小到大，直到调节到适当量，否则将产生黏壁现象。料液的浓度应根据物料干燥的性质调整，以保证干燥后产品具有良好的流动性。

4. 干燥成品的温度和湿度取决于排风温度，在运行过程中，保证排风温度为一个常数是极其重要的，这取决于进料量的大小、进料量是否调节稳定。若料液的浓度和流量发生变化时出口温度会出现变动。

5. 产品温度太低，可减少加料量，以提高出口温度。产品的温度太高，则反之。对于产品温度较低的热敏性物料可增加料量，以降低排风温度，但产品的湿度将相应提高。

6. 干燥后的成品被收集在干燥室下部和旋风分离器下部的收集瓶内，收集瓶在充满前就应调换。

7. 若干燥的成品具有吸湿性，旋风分离器及其管道、收集瓶的部位应用绝热材料包扎，这样可以避免干燥成品的吸潮吸湿。此外，对于热敏性、软化点低的物料，排风温度过高时，物料产生软化，需增加冷却风量。

【注意事项】

1. 在氧气浓度未达 21% 时，严禁开检查门；否则易引起操作人缺氧，以致窒息。

2. 每次开机前，检查电源连接处是否安全。

3. 开机时，须进行预热。

4. 闭式操作过程中，喷有机溶剂（如乙醇、甲醇及二甲苯等）时，氧气浓度必须控制在 5% 以下（可通过再次导入 N_2 或重新开机，使氧气浓度达要求值），否则有机溶剂有燃烧、爆炸的危险。

5. 设备在运转中，不要触摸旋转部件（雾化器、冷凝器、电机风叶）。

6. 设备运转中或停机后一段时间内，其表面温度比较高，请不要用手去触摸旋风分离器、风管、雾化器、排风机、观察窗等部件。

7. 干燥器的温度不降到常温时，请不要进入干燥器内。

8. 在开、闭检查门，拆装风管、旋风分离器、雾化器时，当心手、手指被夹住。

（祖　文）

实验七　冷冻干燥机

【实验目的】

1. 掌握冷冻干燥机的工作原理。

2. 熟悉冷冻干燥机的结构和使用方法。

【实验原理】　冷冻干燥是将待干燥的物料预先冻结成固体，然后在低温低压条件下，使物料中的水分不经过液态而直接升华以实现干燥的方法。冷冻干燥的优点：①干燥在低温下进行、热敏性物质不会发生变性或失活；②产品含水量低、利于提高稳定性；③冷冻干燥可形成类似海绵状疏松多孔的结构，溶解性能好；④挥发性成分损失小；⑤物料在冻干过程中不易受到污染；⑥物料由水溶液配制，定量准确。

冷冻干燥的基本原理可以用水的三相图说明，物质的相变（固、液、气）受到温度及压力的共同影响。以压力为纵坐标、温度为横坐标表示水的聚集态，即为水的三相图。由图 3-7-1 可知，*OA*、*OC*、*OD* 三条曲线把相图分成三个区域（固相、液相、气相），*O* 点为三条曲线的交点，即三相点，是水的三相共存状态，此时，温度为 0.01℃，压力为 608Pa。当压力小于 608Pa，温度低于 0.01℃时，液相消失，只存在固相和气相两相，此时继续降低压力或升高温度均可以使水升华除去。冻干时，可将药物溶液由室温（*a* 点）降低至 –40℃（*b* 点），将药物溶液彻底冻结为固态，然后将压力下降至低于 13Pa（–40℃冰的蒸气压约为 13Pa），使冰升华除去。也可以适当升温至 –30℃，抽真空至压力低于 38Pa（–30℃冰的蒸气压约为 38Pa），使冰升华除去。

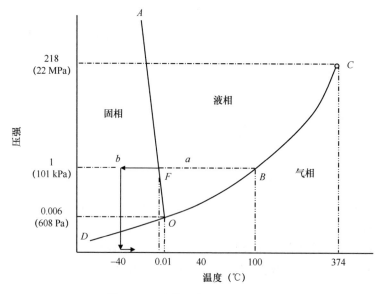

图 3-7-1 水的三相图及冻干原理

冷冻干燥机的结构见图 3-7-2。

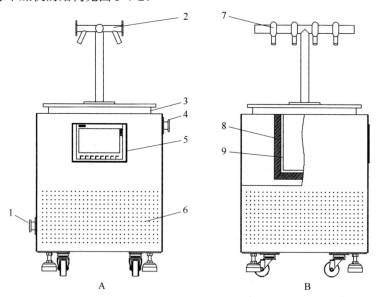

图 3-7-2 冷冻干燥机结构简图

A. 正面图；B. 侧面图

1. 排水口；2. 多歧管架；3. 冷阱密封圈；4. 抽气嘴；5. 控制面板；6. 散热孔；7. 多歧管三通；8. 保温层；9. 冷阱

【使用方法】

1. 冻干准备

（1）将待冻干样品预冻至固体状态。

（2）将主机冷阱内的水通过排水管放出。

2. 冻干操作

（1）将多歧管架安装在主机上，确保完全对合，按操作说明，旋转多歧管三通至适当位置。

（2）打开主机开关，启动制冷。

（3）当温度降低至预设温度时，启动真空泵。

（4）当真空度降低至预设压力以下时，装配待冻干样品，旋转多歧管三通，使样品接通真空。

（5）冻干至样品充分干燥。

3. 结束操作

（1）按操作说明，旋转多歧管三通至适当位置，将所有样品瓶取下。

（2）关闭真空泵、制冷压缩机和主机电源。

【注意事项】

1. 样品预冻要完全，否则容易喷瓶。

2. 真空解除后，要托住样品瓶，以防脱落。

3. 样品中如含有机溶剂，冷阱可能捕集不到该类物质，易发生起火、燃烧等危险。

（赛　那）

实验八　热熔挤出机

【实验目的】

1. 掌握热熔挤出法制备固体分散体的工艺流程和操作。

2. 了解固体分散体常用的载体材料。

【实验原理】　热熔挤出仪的结构（图 3-8-1）及原理如下。

热熔挤出机通常按螺杆数目分为单螺杆式挤出机、双螺杆式挤出机和多螺杆式挤出机。螺杆式挤出机由塑化系统、加热与冷却系统、传动系统和电气控制系统四部分组成。塑化系统的主要部件是螺杆，根据塑料及其制品的品种选择不同结构的螺杆，常见的螺杆元件主要有输送元件，反向输送元件，混合元件，捏合块及捏合片，转换元件，深槽输送元件，用于侧喂料的元件，单头、双头及三头螺纹元件，特殊设计元件。其主要功能：进料、输送、熔融、排气、混炼、真空、挤出计量。进料段将物料喂入挤出机，熔融段将原料加热使其实现部分或全部熔融，排气段排除挥发物和水分，混炼段使物料充分混合，真空段彻底排除挥发物和水分，挤出计量段产生所需要的压力。

热熔挤出机是在药物、载体及赋型剂的混合物加入后，将粉状低松密度的物料压实，在机筒加热和强剪切力的作用下，调整物料在螺槽中的充满度，使物料在传输过程中得到均匀且迅速地分散，同时进行熔融和混合，药物和赋型剂附着在载体上后，进一步进行真空脱除将可降解的水分及小分子物质从物料中脱除，最后由挤出机螺杆将物料从模具中挤出，再由下游设备根据不同的剂型需要冷却成型。

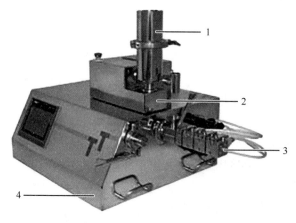

图 3-8-1　热熔挤出机外观图

1. 塑化系统；2. 传动系统；3. 电气控制系统；4. 加热与冷却系统

【使用方法】　根据物料的理化性质和实验目的合理调整螺杆的组合及直径长度，检查并开启总电源开关，观察信号指示灯，按下第一区和机头的按钮，记录温控表上的目前实际温度，按照工艺要求设置好螺杆区预热温度并开启，调节冷却单元工作正常，主机启动后电机缓缓加速，带动螺杆旋转，上料斗内存放好物料，使其缓缓进入螺杆区进料段，记录时间及温度，随后收集样品。

【注意事项】

1. 存放好物料后，机器运行时切勿接触螺杆区。

2. 根据物料理化性质进行工艺参数设定。

3. 主机启动前，检查预热温度及冷却单元工作是否正常。

4. 仪器使用结束后，应关闭电源后清理。

（祖　文）

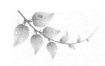

第四篇　虚拟仿真实验

注射剂的生产工艺如图 4-0-1 所示，按照注射剂工艺及实验内容，虚拟仿真实验将其分为小容量注射剂的制备及质量评价、注射剂生产车间实训两个实验。注射剂的制备及质量评价虚拟仿真实验按照生产工艺分为共八个模块，包括纯化水制备、注射用水制备系统、安瓿洗涤灭菌、药液的配制（浓配、稀配）、灌装与封口、灭菌检漏、pH 测定、灯检。注射剂生产车间实训部分共九个模块，包括工厂漫游、水针车间漫游、空调净化系统、空压净化系统、C/D 级更衣、A/B 级更衣、领料、安瓿清洗灭菌器拆分、外包装岗位。

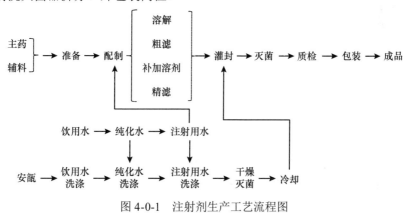

图 4-0-1　注射剂生产工艺流程图

实验一　小容量注射剂的制备及质量评价

【实验目的】

1. 掌握各单元操作的基本原理；掌握实验室工艺与大生产工艺的区别。

2. 熟悉小容量注射剂生产线工艺流程。

3. 了解生产设备、制剂设备工作原理。

4. 理论联系实际，建立药学相关专业思维。

【实验内容】

模块一　纯化水制备

1. 开机前检查，进行生产前检查确认　至鞋橱旁，更换工作鞋、工作服，进入制水间；检查电源、水源、水泵、阀门、仪器仪表是否正常，添加剂是否充足，记录标准操作规程（SOP）是否齐全，设备周围是否无其他物品。确认合格后方可进行下一步操作。

2. 纯化水设备运行

（1）至设备前，更改设备状态标示牌；在触摸屏的使用操作界面，依次进行管理员、工艺员、操作员登录，获取相应权限。

（2）设置运转频率范围为 0～50Hz，液位上限为 80%～100%，液位下限为 10%～20%，电导率范围为 0～1.3μs/cm，纯化水回水流量≥4m³/h。

（3）至多介质过滤器和活性炭过滤器中间，学习多介质过滤器和活性炭过滤器工作原理。

（4）向原水罐加入自来水，依次开启原水泵前阀门、多介质过滤器进水阀门及出水阀门，活性炭过滤器的进水阀门及出水阀门。

（5）至保安过滤器前，学习保安过滤器工作原理。

（6）至纯化水设备前，学习一级反渗透（RO）膜工作原理，依次开启一级高压泵后阀门、一级 RO 膜产水阀门、一级 RO 膜浓水排水阀门；学习二级 RO 膜工作原理，依次开启原水罐上方的二级 RO 膜浓水回水阀门、二级高压泵前阀门、二级 RO 膜纯化水产水隔膜阀、二级 RO 膜纯化水进纯化水储罐前的隔膜阀、二级 RO 膜浓水出水阀。

（7）至纯化水设备前，选择操作方式和方法。

（8）依次开启原水泵、阻垢剂泵、一级高压泵、二级高压泵，pH 加药泵等。启动纯化水系统运行程序，检查设备运行状态。

（9）打开纯化水电导率超标报警按钮，依次开启纯化水进纯化水储罐前排水隔膜阀、进水隔膜阀；按照纯化水标准操作规程中规定要求检测纯化水；查看纯化水电导率。

（10）按照要求填写表格、操作人及日期。

（11）开启纯化水分配系统：依次开启纯化水循环泵前隔膜阀门、纯化水系统回水隔膜阀门、纯化水系统紫外灭菌器进水隔膜阀门；纯化水循环系统水泵。

（12）纯化水水质控制：点击控制柜上"纯化水水质仪"，根据纯化水水质记录；水质微生物达到行动线，停止生产纯化水；设定巴氏灭菌参数（温度和时间）；进行巴氏灭菌；查看巴氏灭菌过程。

（13）纯化水升温，开启双管板换热器工业蒸汽排冷凝水阀门，开启双管板换热器工业蒸汽阀门。

3. 生产结束对设备进行关机操作

（1）确认车间内生产过程已全部结束，无纯化水使用点，纯化水制备系统可以停机。

（2）选择操作方式：自动与手动。手动操作时，依次点击关闭原水泵、阻垢剂泵、一级高压泵、二级高压泵、pH 加药泵。自动操作时，点击"停止程序"按钮。

（3）关闭纯化水设备阀门，关闭电源水源。更换状态牌。

（4）填写设备运行记录；房间清场。

4. 纯化水任务知识点

（1）学习多介质过滤器和活性炭过滤器工作原理。

（2）学习保安过滤器工作原理。

（3）学习一级/二级 RO 膜工作原理。

模块二　注射用水制备系统

1. 开机前检查　至鞋橱处，更换工作鞋→更换工作服→进入制水间；检查电源、纯化水、冷却水、工业蒸汽、阀门、仪器仪表是否正常，记录标准操作规程是否齐全，设备周围是否无其他物品。确认合格后方可进行下一步操作。

2. 注射用水设备运行

（1）至多效蒸馏水机设备处，更改多效蒸馏水机设备状态标示牌，更改多效蒸馏水机设备运行状态；开机。

（2）选择管理员、工艺员、操作员登录，使用相应权限进入操作系统，设置控制面板的登录操作，并设定运行参数。

（3）配电柜上选择"手动"按钮；打开缓冲罐上方隔膜泵，打开原料水泵前隔膜泵；开启原料水泵；打开设备后侧排冷凝水阀门，排放工业蒸汽冷凝水；打开工业蒸汽阀门；打开设备后侧排浓水阀门，排放浓缩水。

（4）开启冷却水进水阀门、回水阀门；打开冷却水；打开工业蒸汽阀门。

（5）检查多效蒸馏水机各效温度；检查注射用水产水电导率；检查注射用水储罐液位。

（6）依次打开注射用水循环泵前端隔膜、出口隔膜阀、回水隔膜阀；开启循环分配系统；打开双管板换热器工业蒸汽阀门、工业蒸汽冷凝水阀门。

（7）打开注射用水回水系统排污阀，关闭注射用水系统回水阀门。

（8）按照注射用水标准操作规程中规定要求检测注射水 pH。

（9）填写注射用水系统运行记录；打开大双管板换热器工业蒸汽阀门；填写灭菌记录。

（10）关闭蒸汽阀门，修改设备状态标识，填写设备运行记录，对生产现场进行清理。

3. 生产结束对设备进行停机操作

（1）车间内生产过程已全部结束，无注射用水使用点，注射用水制备系统可以停机，注射用水循环系统 24h 运转。

（2）关闭工业蒸汽阀门；复位控制开关。

（3）更改多效蒸馏水机设备运行状态标示牌，更改设备运行状态。

（4）填写设备运行记录，关闭电源水源，房间清场。

4. 学习注射用水任务知识点

模块三　安瓿洗涤灭菌

1. 生产前检查　检查生产区清场合格证，并确认该生产区在清洁有效期内；

根据生产检查列表，对生产区域进行"生产前检查"确认，确认生产现场符合生产要求，并填写确认表；到质量保证（QA）人员处领取生产许可证；检查确认生产许可证内容后，将生产的许可证放置在生产现场的状态标识牌内。

2. 领取安瓿　确认领取的安瓿信息，填写领料单后将理瓶间领取的安瓿转移至清洗灭菌间。

3. 生产前准备

（1）至设备处，检查并确认设备状态无异常；修改设备状态标示为本次生产产品的状态；将设备状态更改为"待用"。

（2）打开压缩空气总阀门，开始进行空载试机操作；打开注射用水总阀门。

（3）打开压缩空气管道阀门并调节压力至 0.1MPa；打开注射用水管道阀门并调节压力至 0.15MPa。

（4）启动设备，开启水槽温度控制按钮，点击加热一、点击加热二。

（5）开启水槽温度控制按钮，等待水流到传送带下端时开启水泵及循环水。

（6）开启循环水阀门并调节压力至 0.25MPa；打开喷淋水管道阀门。

（7）开启主机运行，开启超声清洗，开启输瓶电机；QA 人员对水进行澄明度检测。

（8）打开控制面板，关闭输瓶电机，关闭主机。

4. 开启灭菌烘箱

（1）开启灭菌烘箱，对烘箱进行 15min 的自净；开启送风机；开启抽风机，自净 15min。

（2）设定烘箱温度，将预热段温度设置为 250℃，高温段温度设置为 350℃，冷却段温度设置为 50℃。

（3）将安瓿放置到清洗设备上，设定生产速度为 300 支/分，自动运行设备。调节安瓿生产速度后自动运行生产设备。

5. 清洗灭菌联动操作　QA 人员对安瓿的清洗效果进行检查确认：走到烘箱处，清洗完毕的安瓿通过传送带进入烘箱进行灭菌操作。

6. 生产结束，停止设备运行

（1）对烘箱进行降温，关闭烘箱；关闭烘箱送风机、抽风机。

（2）停止清洗设备运转：点击加热一按钮，停止清洗灭菌设备运转，关闭水槽温度控制；点击加热二按钮，关闭水槽温度控制；关闭主机。

关闭输瓶电机，依次关闭水泵、超声波、注射用水管道阀门、注射用水阀门、循环水管道阀门、喷淋水阀门、注射用水总阀门、压缩空气阀门、压缩空气总阀门。

（3）生产完毕，填写批生产记录。清洗灭菌后的安瓿和批生产记录将传递至下一工序。

7. 清场并填写记录

（1）点击防护罩的外盖，清理设备内残留的安瓿；按照设备的清洗规程清洗设备，并填写清洗记录。

（2）将设备状态标示"运行中"更改为"待用"状态标示；对生产区域进行清洁和消毒。

（3）填写清场合格证（正本），填写清场合格证（副本）；由 QA 人员确认复核清场合格证。

（4）将清场合格证（副本）放入生产现场状态标示牌内，更改生产现场状态。

模块四　药液的配制（浓配、稀配）

1. 生产前检查

（1）查看生产现场状态标识，对生产区域进行检查；检查生产区清场合格证副本，并确认该生产区在清洁有效期内；填写生产检查列表并确认。

（2）查看本生产区温湿度显示，确定符合要求。

（3）在 QA 人员处领取生产许可证，检查确认生产许可证内容后，放置在生产现场的状态标识牌内。

（4）在 QA 人员处领取领料单并填写领料单。

（5）打开控制柜，更改设备状态标识。

2. 生产操作

（1）设备生产前调试：对配液罐进行在线清洗、在线灭菌，并由 QA 人员检测确认内毒素是否符合要求。

（2）开启浓配罐注射用水开关，向罐内注入注射用水，开启蒸汽加热，至注射用水沸腾后关闭蒸汽，备用。

（3）按工艺要求向浓配罐内投入依地酸二钠。

（4）打开控制面板，依次开启浓配罐搅拌桨、冷凝水回流阀门、工业蒸汽总阀门、通浓配罐蒸汽阀门、启浓配罐蒸汽阀门。

（5）待浓配罐物料全部溶解后投入维生素 C，待物料溶解后再向浓配罐内加入碳酸氢钠，待无气泡后加入偏亚硫酸钠，并用碳酸氢钠调节药液 pH 至 5.8～6.2。

（6）开启浓配罐底阀，打开控制面板开启输液泵 1，打开取样检测阀门进行取样检测。

（7）关闭浓配罐蒸汽阀门，打开通往稀配罐开关，打开压缩空气阀门开关，打开稀配罐注射用水开关。

（8）开启稀配罐搅拌桨、蒸汽开关、注射用水开关、罐底阀开关、冷凝水回流阀门、罐顶回流阀开关。

（9）开启稀配罐输液泵、输液泵 2 开关、罐夹层蒸汽开关。

（10）对稀配罐进行温度和 pH 监测。

（11）配液结束，打开稀配罐通灌封开关。

（12）关闭搅拌电机 1，搅拌电机 2，输液泵 1，关闭输液泵 2，关机。

（13）填写生产记录。

3. 清场操作

（1）生产结束，清洗生产设备，开始清场。

（2）设备清洗完毕且记录；将设备标示改为"清场状态"。

（3）对生产现场进行清场检查，确保符合生产要求；配液间检查；更改"生产现场"状态为"清场状态"。

4. 学习相应的知识点

模块五　灌装与封口

1. 生产前检查

（1）检查生产区清场合格证，并确认该生产区在清洁有效期内；确认生产现场符合生产要求，并填写生产前检查确认表。

（2）检查本生产区温湿度，确定符合要求。

（3）在 QA 人员处领取本次生产许可证，检查确认生产许可证内容后放置在生产现场的状态标识牌内。

2. 生产操作

（1）启动安瓿灌封设备，空载试机，确保运转无异常；点击无瓶不灌装，空载试机，确保运转无异常；设备空载确认完毕，点击停止按钮进行停机。

（2）开启设备后燃气管路燃气阀；冲洗消毒后的灌封管连接到灌封机并确保其连接严密。

（3）启动灌封机；试灌装药液，设备灌装确认完毕进行停机，空载完毕，点击停止按钮；检查试灌装药液量。

（4）开启燃气；启动灌封机，试封口安瓿，检查安瓿封口情况。

（5）启动安瓿灌封设备，设备停机检查灌装药液，点击停止，检查药液量；检查试运行安瓿密封情况。

（6）点击右侧状态标识牌，更换状态标识。

（7）启动安瓿灌封设备，开始生产。

（8）QA 人员需对灌装产品进行质量检查。

（9）将灌封好安瓿放入推车；关闭安瓿灌封设备，停止生产。

（10）关闭设备后燃气管路燃气阀，拆卸灌装管路；填写生产记录。

3. 清场操作　生产结束，清洗生产设备，开始清场操作；填写清洗记录，将设备标示改为清场状态；对生产现场进行清场检查确保符合生产要求。

模块六　灭菌检漏

1. 生产前检查

（1）检查确认生产现场的清场合格证在清场有效期内，生产现场符合生产要求。

（2）检查确认完毕，填写生产前检查列表，通知 QA 人员，领取生产许可证；将生产许可证放入生产现场状态牌内，将"开产前"的状态标示修改为"准备生产产品"的状态标示;将设备状态标示牌"待用"状态标示修改为"运行中"。

2. 生产操作

(1) 向纯水罐注入纯化水;向色水罐注入配置好的色水原液;向色水罐注入纯化水,配制色水溶液。

(2) 打开灭菌检漏器自来水阀门、纯蒸汽阀门、灭菌检漏器纯化水阀门、压缩空气阀门等相关阀门。

(3) 进入操作系统,选择管理员/工艺员/操作员登录,并设定参数;选择操作方式。

(4) 依次点击灭菌按钮、抽真空按钮、检漏按钮,开始灭菌程序,灭菌检漏正在进行中。

(5) 对安瓿进行最终清洗,灭菌检漏完成。

(6) 查看灭菌检漏曲线记录;待灭菌柜内温度、压力降至常温、常压,打开柜门,拉出安瓿;将安瓿放置于暂存区。

(7) 打印灭菌检漏记录,填写本批生产记录。

3. 清场操作

(1) 灭菌检漏已完成,设备停机;清洁灭菌检漏器;清洗完毕且记录。

(2) 点击设备运行状态标识牌,更改设备运行状态;对生产区域进行清洁和消毒;清场结束后由 QA 人员下达清场合格证,并将清场合格证副本放入生产现场状态牌内;走到房间门外,更改生产现场状态。

模块七 pH 测定

1. 取 2ml 维生素 C 注射液,将试剂放回原处。

2. 开启酸度计电源,开启温度计,设定酸度计温度。

3. 酸度计定位校正;酸度计斜率校正;测量维生素 C 注射液的 pH;填写实验数据。

4. 实验结束,整理试验台。

模块八 灯检

1. 软件内容:操作者可利用键盘与鼠标配合,在灯检房间内随意走动,同时可以点击灯检设备的知识点图标,学习灯检相关设备原理。

2. 点击屏幕下方任务栏内的图标,学习不良品处理岗位标准操作规程、消毒剂配制管理岗位标准操作规程、洁净区清洁消毒标准操作规程等知识点。

3. 知识点清单:灯检机基本介绍、灯检机设备原理、灯检机操作规程、生产中尾料和不良品等处理岗位标准、清洁剂消毒剂配制管理岗位标准操作规程、灯检岗位职责、灯检岗位标准操作规程、洁净区卫生管理标准操作规程。

实验二　注射剂生产车间实训

【实验目的】

1. 掌握各模块操作的基本原理；掌握 GMP 生产车间的生产环境。

2. 熟悉小容量注射剂生产企业、生产车间布局；熟悉包装生产线。

3. 了解实验室与生产车间的区别。

4. 理论联系实际，建立药学及相关专业思维。

【实验内容】

模块一　工厂漫游

软件内容：参照现代化药厂的布局搭建三维（3D）仿真工厂，主要包括仓库、各生产车间、污水处理、质控楼、办公楼、工厂安全须知、工厂车间布局图等。操作者可以控制鼠标与键盘在仿真工厂内自由走动。

模块二　水针车间漫游

软件内容：操作者可利用键盘与鼠标配合，在注射剂车间内随意走动，了解注射剂车间内房间布局及设备摆放等相关内容。

中控房间的漫游，对硬度检测仪、电子天平、脆碎度测定仪、溶出度测定仪及快速水分测定仪的设备进行原理演示。

模块三　空调净化系统

1. 生产前检查

（1）检查房间温湿度在生产范围内并记录。

（2）检查电源、纯化水、冷却水、工业蒸汽是否正常，阀门、仪器仪表是否正常，记录标准操作规程齐全，设备周围无其他物品。进行开机前检查，确认合格后方可进行下一步操作。

（3）打开冷却水排空阀，排除蒸汽加热段冷却水，关闭排水开关。

（4）开启蒸汽回流开关，蒸汽回流前开关，蒸汽回流后开关。

（5）依次查看出风段门、电加热段门、臭氧消毒段门、风机段门、初效过滤段门、混合段门、新风段门，检查后关门；打开控制柜。

（6）更改设备状态标识，更改生产现场状态标识，更改空调设备状态标识。

2. 设备操作　对空调机组的表冷器，臭氧发生器，电加热装置，蒸汽加湿装置，风机机组等生产设备进行操作，对初效过滤段、中效过滤段的风机机组进行设备运行检查，对控制柜的电源机组。

（1）向表冷器供水，开启臭氧段控制柜电源开关；灭菌结束，关闭臭氧段控制柜电源开关。

（2）开启电加热段控制柜电源开关，开启风机，开启蒸汽加湿开关，开启控制柜正转按钮。

（3）开启空调，查看空调模式、运行情况；填写设备运行记录并确认。

（4）运行结束，依次关闭表冷器供水阀门、电加热段控制柜电源开关、蒸汽加湿段开关、控制柜风机。

3. 生产结束后进行设备清洁操作，清场并填写记录

（1）进行设备清洁操作，填写设备清洁记录。

（2）更换空调机组状态标识，更换控制柜状态标识。

模块四　空压净化系统

1. 生产前检查　走入空气压缩机前，进行开机前检查，走入干燥机前，查看空气压缩机设备状态，进行生产前检查，确认合格后方可进行下一步操作。

2. 生产操作　走入空气压缩机前，学习空气压缩机运行原理；对运行参数进行设置并确定；启动空气压缩机，更改空气压缩机运行状态标示牌，检查空气压缩机运转状态；依次打开储气罐进气阀门、出气阀门，开启储气罐，检查压缩空气的压力是否符合设定值；打开压缩空气干燥机进气阀门、出气阀门，打开压缩空气过滤器后去车间阀门，开启干燥机，更换设备运行状态标识并填写设备运行记录。

3. 设备停机　确认车间内生产过程已结束，设备停机。关闭压缩机、压缩空气干燥机、压缩空气系统阀门等，更换标识牌，填写设备运行记录，空压房间清场并对房间进行清场。

模块五　C/D级更衣

1. 一般控制更衣　依次走到换鞋间、一更间衣橱、洗手池、烘干机外。

2. 洁净区更衣　进入洁净区换鞋间，查看时间，填写洁净区人员进出登记；进入二更缓冲间，依次走到洗手池、烘手机处，进入二更间，依次走到衣橱、缓冲间消毒器、整衣间，进入洗衣间。

3. 退出生产区　走到二更间衣橱处，点击挂钩上洁净服袋子，依次通过洗手池、烘手机，走到鞋橱区域，查看时间，填写洁净区人员进出登记表；进入一更间，走到衣橱、洗手池、烘干机、换鞋间，更换一般控制区用鞋。

模块六　A/B级更衣

A/B级人员更衣消毒

（1）人员进入A/B级一缓间后，查看压差表。填写压差记录并签名。若发现压差不合格，应及时上报。压差确认合格后，首先对手部进行清洗，严格按照清洁标准操作规程进行清洁。

（2）消毒晾干后，用肘部将一更间的门推开，进入后用肘部将门关闭。

（3）再次对手部全方位消毒，待手部自然晾干后，再穿戴脚套；检查脚套灭菌有效期合格后，从鞋套架上拿起鞋套套在脚上，并顺势将套好鞋套的脚越过警戒线。按照同样的方法穿上第二只鞋套，穿戴好后不得再退回警戒线。脚套穿戴好后，将脚套袋子放入回收桶内。

（4）用肘部将无菌更衣室门推开，进入二更后用肘部将门关闭。再次对手部进行全方位消毒，自然晾干后，穿戴无菌手套。注意穿戴时，手部不可接触无菌手套的外表面，防止交叉污染。

（5）核对无菌袋编号及灭菌有效期（48h 内），确认是自己的无菌衣及在灭菌有效期内，穿戴连体无菌服。

（6）穿戴结束后，对手部消毒。手部自然晾干后，穿戴第二层无菌手套。

（7）检查穿戴并对拉链的上下部、领口及头部周围的一圈、手部一直到手肘的地方、双腿及鞋套与裤腿接口处进行全方位消毒，待消毒自然晾干后用手肘按住门把手打开门进入风淋间。

（8）开风淋设备，对全身风淋，去除细小纤维。风淋时，双手举起，缓慢行走。确保得到全方位风淋后，方可进入 B 级走廊，人员更衣完成。

模块七　领料

1. 生产前检查

（1）检查称量间的生产状态标识，确认电子秤、电子天平、压差计在校验有效期内，压差计读数符合要求。

（2）填写领取记录确认表格，填写生产检查表格；去 QA 人员处，领取生产许可证，并将其放入生产现场状态牌中。

2. 生产操作

（1）走入原辅料包材暂存间，领取物料并放置在小推车上，推动小推车到缓冲间，进行物料消毒，观看视频；物料消毒完毕，到维生素 C 附近，将其从缓冲间转移到暂存间。

（2）退出缓冲间，走到暂存间拿取托盘。

（3）到称量间查看生产指令，查看物料标签，确定本批所需物料；领取两种物料到称量间，称量前对电子秤、电子天平进行校验。

（4）使用电子秤称量维生素 C 物料，查看称量数据并填写记录，称量完毕，清洁衡器并填写使用记录；使用电子天平称量亚硫酸氢钠，称量结束，填写物料称量记录；批生产记录已填写完毕，物料转移到下一工序。

3. 清场操作

（1）打开消毒操作演示，学习清场操作要求。

（2）开始清场、消毒操作，填写清场记录、清场合格证。

（3）QA 人员检查合格后，在清场合格证上签字并更改生产现场状态标志。

模块八　安瓿清洗灭菌器的拆分

1. 安瓿清洗灭菌器主要拆分模块包括进瓶轨道、超声波发生器、进瓶绞龙、电加热器、进瓶提升器、清洗机罩、夹臂、翻转滚子、针管、针架、循环式水喷针、压缩空气喷针、注射用水喷针、二次压缩空气喷针、拨盘、出瓶轨道、循环水过滤器、注射用水过滤器、压缩空气过滤器、手动隔膜阀、压力表等。

2. 点击左下角启动按钮，可以播放设备运转动画及特效，直观学习设备运行原理及运行方式。

3. 点击右上角设备介绍、工作原理、产品特点按钮，可以弹出相应文字知识点，便于学习。

模块九　外包装岗位

1. 软件内容：操作者可利用键盘与鼠标配合，在外包装房间内随意走动，同时可以点击外包装设备的知识点图标，学习设备相关原理及操作规程等知识点内容。

2. 点击屏幕下方任务栏内的图标，学习外包装岗位标准操作规程、车间一般区卫生管理规程等知识点。

（顾艳丽　李瑞娟）

参 考 文 献

陈钢, 田燕, 2017. 药剂学实验. 北京: 科学出版社.

崔福德, 2011. 药剂学实验指导. 第 3 版. 北京: 人民卫生出版社.

冯年平, 吴子梅, 2018. 中药药剂学实验. 北京: 科学出版社.

国家药典委员会, 2020. 中华人民共和国药典 (2020 年版). 北京: 中国医药科技出版社.

李瑞, 丁志英, 2020. 药剂学实验. 武汉: 华中科技大学出版社.

孟胜男, 胡容峰, 2016. 药剂学实验指导. 北京: 中国医药科技出版社.

宋宏春, 2011. 药剂学实验. 北京: 北京大学医学出版社.

孙立新, 2022. 药物分析实验. 第 2 版. 北京: 中国医药科技出版社

王东青, 张亚丽, 2000. 小米起模机械泛丸制备水丸法. 基层中药杂志, (04): 36.

杨慧, 2011. 药物化学实验. 北京: 北京大学医学出版社.

杨晓颖, 马艳平, 陈朝锋, 等, 2010. 水丸泛制法的改进. 中国中医药现代远程教育, 8(14): 208.

赵宏, 陈毅平, 2020. 药物化学实验. 北京: 化学工业出版社.

附　录

附录 1　常用试剂的配制方法

1. 0.1mol/L 硫代硫酸钠标准溶液的配制与标定

称取 24.8g 的硫代硫酸钠（$Na_2S_2O_3 \cdot 5H_2O$，分子量为 248）（或 15.8g 无水硫代硫酸钠），和 0.2g 的 Na_2CO_3，溶于 1L 纯化水中，加热使其充分溶解，冷却，避光放置 2 周后备用。

标定：准确称取基准物 $K_2Cr_2O_7$ 0.1～0.15g（注意分析天平的使用）于碘量瓶中，加入 20ml 纯化水溶解，加入约 1.5g 碘化钾，5ml 6mol/L 盐酸溶液，摇匀，水封，避光静置 5min。取出后加约 80ml 纯化水，用硫代硫酸钠标准溶液滴定至溶液由红棕色变成浅黄绿色，加入约 1ml 淀粉指示剂，此时溶液呈深蓝色，继续用硫代硫酸钠标准溶液滴定至深蓝色褪去，即为终点，记录体积 V，计算浓度。

备注：由于硫代硫酸钠标准溶液易受空气及水中二氧化碳、微生物等的作用而分解，为了减少溶液在水中的二氧化碳和杀死水中的微生物，应用新煮沸后冷却的纯化水配制溶液并加入少量 Na_2CO_3（浓度为 0.02%），以防止硫代硫酸钠分解.

2. 0.1mol/L 硝酸银标准溶液的配制与标定

称取 17g 硝酸银（$AgNO_3$），置 1L 棕色容量瓶中，加纯化水使溶解成 1000ml，摇匀，定容，暗处保存。

标定：取在 110℃ 干燥至恒重的基准氯化钠约 0.2g，精密称定，加纯化水 50ml 使溶解，再加糊精溶液 5ml、碳酸钙 0.1g 与荧光黄指示液 8 滴，用本液滴定至浑浊液由黄绿色变为微红色。每 1ml 0.1mol/L 硝酸银标准溶液相当于 5.844mg 氯化钠。根据本液的消耗量与氯化钠的取用量，算出本液的浓度，即得。

3. 5% 尼泊金乙酯乙醇溶液的配制

称取 5g 尼泊金乙酯溶于适量乙醇中制成饱和溶液，加入 50ml 甘油混匀，再加入无水乙醇至 100ml，混匀，即得。

4. 2% 羧甲基纤维素钠溶液的配制

根据使用数量进行配制，称取羧甲基纤维素钠加无水乙醇充分溶解，再加纯化水溶解并加热（如称取 10g 羧甲基纤维素钠和无水乙醇充分溶解，再加纯化水至 500ml，并加热溶解）。

备注：羧甲基纤维素钠配制过程中可能出现起泡现象，是因为周围的粉末状羧甲基纤维素钠先溶解，包裹住没有溶解的羧甲基纤维素钠，导致溶解速度变慢，因此要先用无水乙醇充分溶解，再加纯化水溶解，适当搅拌，也可用加热搅拌器搅拌。

5. 0.24% 三氯化铝溶液的配制

精密称取 0.24g 三氯化铝溶于 100ml 纯化水中，搅拌，混匀，备用。

6. 1% 柠檬酸钠溶液的配制

称取 1g 柠檬酸钠溶于 100ml 纯化水中，搅拌，混匀，备用。

7. 10% 樟脑醑溶液的配制

称取 5g 樟脑溶于 50ml 无水乙醇中即得，备用。

8. 混合乳化剂复配表（附表 1）

附表 1　混合乳化剂复配表

乳化剂	HLB 值				
	6.0	8.0	10.0	12.0	14.0
吐温 80（g）	63.56	138.32	213.08	287.84	362.6
司盘 80（g）	336.44	261.68	186.92	112.16	37.4

9. 0.25% EDTA-2Na 的配制

取 EDTA-2Na 0.25g，溶于 100ml 纯化水中，搅拌，可适当加热助其溶解，混匀，实验中所需 EDTA-2Na 为 0.005g，取本品 2ml 即可。

10. 林格溶液的配制

称取 NaCl 0.85g，KCl 0.03g，$CaCl_2 \cdot 2H_2O$ 0.033g，加纯化水至 100ml，混匀，即得。

11. 5% $FeCl_3$ 溶液的配制

称取 5g $FeCl_3$，加纯化水至 100ml，混匀，即得。

12. 磷酸盐缓冲溶液（PBS）的配制

称取磷酸氢二钠（$Na_2HPO_4 \cdot 12H_2O$）0.37g 与磷酸二氢钠（$NaH_2PO_4 \cdot 12H_2O$）2.0g，加纯化水适量，溶解并稀释成 1000ml（pH 约为 5.7），即得。

13. 1mg/ml、3mg/ml 黄连素溶液的配制

根据实验使用的数量，称取适量的黄连素，用磷酸盐缓冲溶液配成 1mg/ml 和 3mg/ml 的两种浓度的溶液。

14. 0.1mol/L 氢氧化钠的配制

称取 4g 的氢氧化钠（NaOH，分子量为 40）放在烧杯中加入适量纯化水溶解，待冷却后将溶液转移至容量瓶中，洗涤玻璃棒和烧杯，将洗涤液也转移至容量瓶，定容至 1L 即可。

备注：不能将氢氧化钠直接放入容量瓶中溶解，以免损坏仪器使度量不准。

15. 氨茶碱标准溶液的配制

精密称定氨茶碱标准品 25mg 至 50ml 容量瓶中，加入 0.1mol/L 氢氧化钠溶液 50ml 进行溶解，制成 500μg/ml 的氨茶碱储备液，进一步稀释配制成浓度分别为 1μg/ml、5μg/ml、10μg/ml、15μg/ml、20μg/ml、25μg/ml 的氨茶碱系列标准溶液。

16. 0.02mol/L 的乙酸溶液的配制

取冰醋酸 1.2g，溶于纯化水，稀释到 1000ml 即可。

17. 核黄素标准溶液的配制

取核黄素标准品 50mg，放在 50ml 烧杯里，加入 0.02mol/L 乙酸溶液 30ml，置水浴加热溶解，放冷至室温，以玻璃棒引流，定量转移到 500ml 容量瓶中，烧杯中的样品溶液转移后，需用 0.02mol/L 乙酸液洗涤 3～4 次，将洗涤液一并转入容量瓶中。当溶液稀释至容量瓶容积 2/3 时，应摇晃容量瓶，使溶液初步混匀，然后向容量瓶中缓慢地注入 0.02mol/L 乙酸溶液到刻度线以下 1～2cm 处，最后改用滴管滴加 0.02mol/L 乙酸溶液至刻度定容。摇匀即得浓度为 100μg/ml 溶液，置凉暗处保存。

（杨　艳）

附录 2　微粒制剂质量检查项目

1. 有害有机溶剂的限度检查

在生产过程中引入有害有机溶剂时，应按残留溶剂测定法（《中国药典》2020年版，通则 0861）测定，凡未规定限度者，可参考人用药品技术要求国际协调理事会（ICH），否则应制订有害有机溶剂残留量的测定方法与限度。

2. 形态、粒径及其分布的检查

（1）形态观察：微粒制剂可采用光学显微镜、扫描或透射电子显微镜等观察，均应提供照片。

（2）粒径及其分布：应提供粒径的平均值及其分布的数据或图形。测定粒径有多种方法，如光学显微镜法、电感应法、光感应法或激光衍射法等。

微粒制剂粒径分布数据，常用各粒径范围内的粒子数或百分率表示；有时也可用跨距表示，跨距越小分布越窄，即粒子大小越均匀。

$$跨距 = (D_{90} - D_{10})/D_{50}$$

式中，D_{10}、D_{50}、D_{90} 分别指粒径累积分布图中 10%、50%、90% 处所对应的粒径。

如需作图，将所测得的粒径分布数据，以粒径为横坐标，以频率（每一粒径范围的粒子个数除以粒子总数所得的百分率）为纵坐标，即得粒径分布直方图；以各粒径范围的频率对各粒径范围的平均值可作粒径分布曲线。

3. 载药量和包封率的检查

微粒制剂应提供载药量和包封率的数据。

载药量是指微粒制剂中所含药物的重量百分率，即

$$载药量(\%) = \frac{微粒制剂中所含药物量}{微粒制剂的总量} \times 100\%$$

包封率测定时，应通过适当方法（如凝胶柱色谱法、离心法或透析法）将游

离药物与被包封药物进行分离，按下式计算包封率：

$$包封率 = \frac{微粒制剂中包封的药量}{微粒制剂中包封与未包封的总药量} \times 100\%$$

$$= \left(1 - \frac{液体介质中未包封的药量}{微粒制剂中包封与未包封的总药量}\right) \times 100\%$$

包封率一般不得低于 80%。

4. 突释效应或渗漏率的检查

药物在微粒制剂中的情况一般有三种，即吸附、包入和嵌入。在体外释放试验时，表面吸附的药物会快速释放，称为突释效应。开始 0.5h 内的释放量要求低于 40%。

微粒制剂应检查渗漏率，可由下式计算：

$$渗漏率 = \frac{产品在储存一定时间后渗漏到介质中的药量}{产品在储存前包封的药量} \times 100\%$$

5. 氧化程度的检查

含有磷脂、植物油等容易被氧化载体辅料的微粒制剂，需进行氧化程度的检查，在含有不饱和脂肪酸的脂质混合物中，磷脂的氧化分三个阶段，单个双键的偶合、氧化产物的形成、乙醛的形成及键断裂。因为各阶段产物不同，氧化程度很难用一种试验方法评价。

磷脂、植物油或其他易氧化载体辅料应采用适当的方法测定其氧化程度，并提出控制指标。

6. 其他规定

微粒制剂，除应符合本指导原则的要求外，还应分别符合有关制剂通则（如片剂、胶囊剂、注射剂、眼用制剂、鼻用制剂、贴剂、气雾剂等）的规定。

若微粒制剂制成缓释、控释、迟释制剂，则应符合缓释、控释、迟释制剂指导原则（指导原则 9013）的要求。

7. 靶向性评价

具有靶向作用的微粒制剂应提供靶向性的数据，如药物体内分布数据及体内分布动力学数据等。

8. 稳定性

微粒制剂稳定性研究应包括药品物理和化学稳定性及微粒完整性等，并应符合原料药物与制剂稳定性试验指导原则（《中国药典》2020 年版，指导原则 9001）要求。对于脂质体制剂，除应符合上述指导原则的要求外，还应注意相变温度对药品状态的变化、不同内包装形式的脂质体药品的稳定性试验条件，以及标签和说明书上合理使用等内容。

（李瑞娟）